最高の
ナチュラル
出産

What you need to know
about natural birth.

横川智之 Yokokawa Tomoyuki

幻冬舎MC

最高のナチュラル出産

はじめに

「妊娠していますね。おめでとうございます」

検査で妊娠が確認されたとき、私は心を込めて最初にそう言います。患者との付き合いが始まるときから「おめでとう」と言えるのは数ある診療科のなかでも産科だけであり、喜びに輝くママたちの顔を見るとこちらもうれしくなります。私は50年以上にわたり産婦人科医として数々の方を診てきましたが、妊娠を告げる瞬間はいつもママたちの笑顔を見ることができる期待に胸がふくらみます。

しかし、彼女たちにとって妊娠の始まりは喜びだけではありません。これから私の体はどんなふうに変化していくんだろう、無事に元気な赤ちゃんを産めるだろうか、妊娠中は制限の多い生活になるのだろうか、出産は痛いと聞くけれどどのくらい痛いのだろうなど、多くの人は妊娠が分かったと同時に大きな不安に襲われるものです。また、高度情報化社会といわれる今、情報の多さがママを戸惑わせている面も少なくありません。妊娠中はホルモンバランスが急激に変化するため精神的に不安定になりやすく、それゆえにインターネットやSNSで誤った情報を鵜呑みにし、必要以上に心配し過ぎたり、母体や赤ちゃんが危険な状況に陥ったりするケースもあります。そのため、母子ともに健康に幸せで安全な出産を迎えるためには、ママが妊娠・出産についての心構えと過ごし方について、正しい知識を得ることが大切です。

妊娠初期は本当に自分のお腹の中に赤ちゃんがいるのか実感がない人も多いですが、月日が経つにつれてお腹が大きくなったり、胎動を感じたりして、少しずつ赤ちゃんの存在を実感できるようになります。そして待ちに待った出産のとき、長い陣痛に耐えようやく赤ちゃんと対面します。このように妊娠から出産という時間を経て母親としての自覚が芽生えてくるのです。

私はこのような心身の自然な変化をママが主体的に受け止めるために、出産日や時間の制御や無痛分娩など医療が介入することなく、自然に出産を迎えることが大切だと考えています。そうしたお産を「ナチュラル出産」と名づけ、ママの「産む力」と赤ちゃんの「産まれる力」を引き出し、安全で幸せなお産を目指しています。ナチュラル出産とは単に自然分娩ということではなく、妊娠期間中を通じてママが主体的に健康管理を行い、お腹の赤ちゃんの環境をよりよくしてあげることで成り立ちます。ナチュラル出産によってママと赤ちゃんの絆が深まり、出産をかけがえのない最高のものにすることができるのです。

本書では、妊娠・出産期に心身に起こる自然な変化と、ママの産む力と赤ちゃんの産まれる力を引き出すナチュラル出産について、私の長年の経験を活かしながら分かりやすくまとめています。

できるだけ安心して自然なお産をしたいと思う人や妊娠を目指している人、その家族に、ナチュラル出産のガイドブックとして役立てていただければ幸いです。

目次

第2章　心身に起こる自然な変化を受け止める 一緒にあゆむ約40週間のドラマティックな日々

第4章　ナチュラル出産で赤ちゃん誕生の瞬間を迎えた3つの家族の物語

第5章 妊娠・出産は子育てのスタートライン
産婦人科は妊娠から産後まで最も頼れるサポーター

第 1 章

「赤ちゃんができた！」
妊娠の喜びの裏側で、
不安や悩みを抱える女性たち

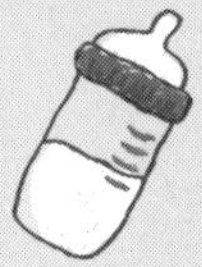

妊娠の喜びに満ち溢れるママたち

「ありがとうございます。待っていたので、良かったです！」「本当ですか。早く家族に知らせたい」「まだ実感が湧きませんけど、うれしいです」

妊娠のことが分かったときの、ママたちの反応は人それぞれです。はじけるような笑顔を見せる人もいれば、ちょっと驚きの表情や戸惑う表情を見せる人もいます。

そもそも妊娠するまでのプロセスが、「結婚後、何年目くらいには子どもが欲しいと決めて妊活してきた」という人から、「できたらいいなというくらいの気持ちだったので、こんなに早く妊娠してびっくり！」という人、「なかなかできなくて、二人で努力してきた」という人まで、ママによって、その家庭によってさまざまです。

それまでのプロセスによっても、また、妊娠・出産の受け止め方によっても、反応が違ってくるのは当然です。妊娠・出産そのものが、非常に個人的なものでもあり、１００人の妊婦がいれば、１００通りの形があります。表現の形は違っても、最初に妊娠のことを知らせたときには、言葉では表現できないママの喜びが伝わってきて、こちらの心までほんわかと温かくなります。また一つ、新しい命の誕生に立ち会い、専門家として支えていくことができるという喜びで、私の胸もいっぱいになります。受け止め方は人それぞれでも、「自分の体の中に新しい命を宿す」ということは、本当に神秘的で、喜びに満ち溢れる出来事です。太古から人類が行ってきたこととはいえ、一人ひとりの女性にとっては奇跡の体験だと、健診や診療をしながらいつも感じます。

産科医はバランス感覚を大事にしながら妊婦・家庭に寄り添う

同時にそれは、これまで自分だけのものだった自分の体が、赤ちゃんを育む場所にもなるということです。当たり前ですが、責任やプレッシャーも生じます。特に初めての妊娠では、「赤ちゃんのために」と考え過ぎて、ナーバスになってしまうのも無理はありません。一方では、逆に妊娠を「軽く見る」と言うと語弊があるかもしれませんが、妊娠期間中、私たち産科医から見て、ハラハラするような過ごし方をされる妊婦もいます。

　プレッシャーに押しつぶされることなく、かといってお腹の赤ちゃんへの気配りは忘れず、安全第一にしながらも楽しく充実した妊娠期間が過ごせたら……。ママ自身はもちろん、家族にとっても、私たち産科医から見ても、それがベストです。

　私たちがいつも心掛けているのは、そういったバランス感覚を大事にしながら、それぞれの妊婦・家庭に寄り添った形で、幸せな妊娠・出産をサポートしていくということです。

ママが抱くさまざまな悩みや不安

ホルモンの変化による漠然とした不安とは別に、妊娠中は、具体的な悩みや不安も抱くものです。なかでも多く見られるのは、次のようなものです。

「妊娠中に日常生活や食生活はどのくらい制限されるのだろう」「無事に赤ちゃんを産むことができるか不安」「陣痛はすごく痛いと聞くけれど、自分は耐えられるだろうか」「まだ実感が湧かないけれど、ちゃんとママになれるだろうか」「パパと協力して子育てをしていけるかな」

まず、「妊娠中の体の変化に対する不安」についてですが、妊娠は、女性の体にとっての一大イベントです。小さな赤ちゃんとはいえ、一人の人間を子宮の中で育むのですから、ママの体は大きく変化します。妊娠の喜びの一方で、「私の体は、いったいどうなってしまうのだろう」という不安を抱くのも無理はありません。その不安を少なくして安心感を得るには、妊娠中に起こる体の変化について、あらかじめ知っておくことが役立ちます。

妊娠期間を通じての大きな変化を見ていくと、妊娠による体重の変化は、平均的には8～10kgとされています。これには、赤ちゃん（約3kg）、胎盤や羊水（合わせて約1kg）、妊娠中に大きくなる子宮、乳房、増加する血液、体脂肪などの重さ（合わせて約4～6kg）などが含まれます。子宮が大きくなるために、足腰に負担がかかって腰痛やむくみが起きやすくなったり、臓器が圧迫されて、胸やけや胃もたれ、下痢、便秘といった消化器症状が出たり、頻尿や尿漏れなどの泌尿器症状、動悸・息切れなどの心肺症状などが出やすくなります。妊娠初期に起こるつわりについても、工夫で軽減することができます。そうした知識をあらかじめ備えて、できる対策を講じておくことが、不安をやわらげるために役立ちます。

妊娠・出産は、女性にとって生涯に、そう何度も経験することではありません。不快症状も多く出てきますが、できれば、赤ちゃんを育てるための体の変化と前向きにとらえ、「どうなっていくのか楽しみ」というくらいの気持ちで妊娠期間を過ごせるとベストです。

日常生活に特別な制限はある？

妊娠中の生活は、妊娠前とまったく同じでよいというわけにはいきません。しかし、窮屈に感じるほどの制約があるかというと、実はそうでもないのです。

妊娠前にどんな生活をしていたかによっても変わってきますが、生活がひどく不規則で、夜ふかしや睡眠不足が続いていたとか、習慣的な飲酒や喫煙をしていたといった場合は、規則正しい生活をして、もちろん飲酒や喫煙はやめる必要があります。

お腹を圧迫しないように気をつける必要もあります。例えば、重たいものを持たない、かがむなどといった動作を控えることや、体を冷やさないようにするといった体に配慮することは非常に大切です。

しかし妊娠前からほどほどに健康的な生活をしていたママであれば、妊娠したからといって、それまでと大きく違う生活をしなければならないわけではありません。疲れが強いと感じたり、お腹の張りを感じたりしたらすぐ休むなど、そのようなポイントに気をつければ、それほど制約が多い生活でもないのです。妊娠中は、堅苦しい生活をしなければならないと思い込まずに、無理のない範囲でいろいろなことを楽しみ、リラックスして過ごすとよいです。

主食・主菜・副菜がそろった食事を

厚生労働省が発表している「妊産婦のための食生活指針」では、バランスの良い食事の目安として「主食・主菜・副菜のそろった食事」を推奨しています。

主食は、炭水化物の供給源であるご飯やパン、麺類など、主菜は、主にたんぱく質の供給源となる肉、魚、卵、乳製品、大豆・大豆製品など、副菜は、ビタミン・ミネラルや食物繊維の供給源となる野菜、きのこ、海藻、いも類、大豆以外の豆類などです。1日に主食・主菜・副菜がそろった食事を2食以上とると、それ未満の場合に比べて栄養素摂取量が適正になることが報告されているとのことです。

　この3つを意識するだけなら、比較的簡単にでき、それほどの制限を感じなくてもすむはずです。なお、太り過ぎる傾向がある場合には、主食を軽めにし、主菜を十分に、副菜をたっぷりとるようにするとよいです。また家庭でも外食でも、上の子がいるママは子どもが残した食事を食べてしまうことが多いですが、ラーメンなども太り過ぎの原因となるため避けるべきです。

　妊娠中の制限といえば、間食についても気になるかもしれません。妊娠したからと、間食をしてはいけないわけではなく、むしろつわりの対策や、食欲がないときの栄養補給などのためには、間食も上手に利用するとよいのです。ただし、油や塩分の多いスナック菓子や、砂糖の含有量の多い甘いお菓子などは、できるだけ避けたいものです。完全にやめるのが難しければ、時々少量食べるくらいにとどめておくべきです。代わりに、妊娠中のおやつとしては、ヨーグルトや果物、ドライフルーツ、ナッツ類、寒天、ゼリーなどが適しています。寒天やゼリーは、牛乳やフルーツを使って作ると栄養価も高くなります。

無事に産むことができるか不安

妊娠中の相談でいちばん多いのは、「赤ちゃんをちゃんと産むことができるだろうか」「陣痛に耐えられるだろうか」という不安についてです。

私のクリニックでは、妊婦に自然分娩を推奨していますので、基本的にはみんな、自然分娩を前提にしています。自然分娩でも、出産当日に音楽やアロマでリラックスする、足を温めたり、腰をマッサージしたり、部屋の照明を調整したりするなど、いろいろな方法を取り入れることで、陣痛をやわらげることはできますが、麻酔を使った無痛分娩のようなレベルで痛みをとることはできません。

しかし、その痛みをどうとらえるかによっても、痛みの感じ方は違ってきます。産道などに特に問題がなければ、赤ちゃんはスムーズに生まれ出てきます。赤ちゃんが産まれるときにいちばん重要なところを担っているのが、陣痛という「赤ちゃんを押し出す力」なのです。そう考えると、痛くても「とても大事なありがたいもの」といえるかもしれません。事実、陣痛がいかに適切に起きて、順調に強く頻繁になっていくかが、お産の状況を大きく左右するのです。そんな陣痛の意味を知ってもらうことも、出産では大切なことです。

陣痛の痛みは、よくいろいろなものに例えられます。私のクリニックで説明するときは、生理痛の経験がある妊婦であれば「生理痛の10倍くらいは痛いですよ。ただし生理痛のように持続する痛みではなく痛みがきたり収まったりします」などと伝えることがあります。私のクリニックで出産した例では、「車に轢かれているようだった」とか「ノコギリで腰を切られているようだった」などという声があります。脅かしたいわけではないのですが、ある程度のイメージはもって、覚悟を決めておくことも大切です。そして、何より重要なのは、私たち専門家が大丈夫と判断する限り、「あなたは陣痛を乗り越えられる」ということです。

また、お産のときに、「そばに誰もいなくなったり、一人で頑張らなければならなくなったりしたらつらい」ということを心配して、不安になっている妊婦も少なくないので、「そばに助産師が常についていますし、何かつらいことがあれば、その都度言ってくだされば、やれる限りのサポートはするので、安心してくださいね」と伝えています。

私のクリニックではパパの立ち会い出産を推奨していますが、パパが立ち会えないことも多いので、ママの両親や兄弟姉妹も立ち会い可能とし、スタッフも含め、常に誰かがかたわらに寄り添う方針をとっています。

妊娠期間と出産を通じてママとパパになっていく

親としての自覚や意識は、妊娠したとたんに備わるものではありません。誰でも最初は、それほど実感をもてないのが普通です。「お腹に赤ちゃんがいる」と分かっても、妊娠初期の頃には、まだまだ小さくて、ママの体も変化していないのですから、実感が湧かなくて当然といえます。

赤ちゃんが成長するとともに次第にお腹が大きくなり、超音波検査で赤ちゃんの動く様子を目にしたり、赤ちゃんらしくなっていく顔や体つきを見たりすることによって、少しずつママとしての実感が湧いてくるものです。胎盤の位置にもよりますが、早ければ18週頃から遅くとも21週頃までには、お腹の中の赤ちゃんの動きである「胎動」を感じるようになります。すると、ますます親として赤ちゃんへの愛おしさを感じるようになるはずです。焦る必要はなく、お腹の赤ちゃんと一緒に過ごす時間を楽しみながら、ゆっくりママとしての自覚も育てていけばよいのです。

　私のクリニックでは、胎動が感じられるようになったら、「できるだけ胎動を意識してみてくださいね」と話しています。胎動は、赤ちゃんが元気に成長している証しである一方、折に触れてそれを感じることで、ママが赤ちゃんの存在を実感し、親としての意識を育てていけるからです。その際には、パパにもできるだけお腹に触れてもらったり、胎動の感じ方を伝えたりして、気持ちを共有するとよいです。一緒に話しかけたり、赤ちゃんの話をしたりすることで、少しずつパパとしての自覚を育てていく必要があるからです。

　ママの妊娠中、そして出産時、産後に、パパの活躍する場はたくさんあります。それを2人で話し合い、できる範囲でやってもらうことも、ママの手助けになるのはもちろんのこと、パパがパパとしての自覚を育てていくためにも大切です。

私のクリニックでは自然分娩を推奨していますが、ママと家族が前向きに取り組む出産をナチュラル出産と名づけています。ナチュラル出産では、ママだけでなくパパも主役です。できるだけ、妊娠中に産院などで開かれる両親教室などにも参加してもらい、事前の気持ちの準備や、やるべきことの確認をしたうえで、主役の一人としてナチュラル出産に臨んでもらいます。それによって、パパとしての自覚がよりいっそう強まり、産後の子育てにも良い影響を与えることができるはずです。

本当は妊娠中に「安定期」は存在しない

ママたちの間で、というより世間一般で広まっている妊娠に関する誤解のなかで、最も根強いと思われるのが、「安定期」についての考え方です。

妊娠中のママに限らず、どんな人でも、「妊娠が分かってから何カ月か経ったら安定期に入るはず」と思うほど、「安定期」という言葉は定着しています。一般的にいわれる安定期は、妊娠5カ月から7カ月頃、週数でいうと16週から27週くらいまでを指すことが多いようです。妊娠中期と呼ばれる期間と重なっています。

実は、この「安定期」という言葉は医学用語ではありません。また「少しくらい無理をしても大丈夫な時期」は、妊娠期間中には存在しません。

こう言うと、多くの人は、「えっ、『安定期』って本当はないの？」と驚くと思います。「安定期に入ったら、お出かけを楽しもうと思っていたのに……」とショックを受ける人もいると思います。とはいえ「妊娠中に出かけてはいけない」というわけではありません。

安定期という言葉が生まれた理由について、ある程度は推測できます。妊娠4カ月までの妊娠初期は、お腹の中の赤ちゃんに重要な臓器ができていく期間です。受精卵という一つの細胞から、細胞分裂を繰り返して、体に必要な数々の臓器の原形が、わずか１００日ほどでできていきます。遺伝子という設計図に基づいて、細胞が猛スピードで分裂しながら、複雑な臓器・器官に分かれていくのですから、恐るべき緻密さです。

もしも設計図や、初期のしくみのどこかに不備があれば、残念ながら流産ということになります。現在の流産の定義は、22週未満で妊娠が続けられなくなることですが、流産の8割以上は12週未満に起きています。

妊娠初期に流産が多いのは事実だからこそリスクの高い「危険期」だと信じられてきました。そしてそれに呼応する形で「安定期」という言葉が広く使われるようになってきたのだと思います。しかし実際には「危険期＝ママの行動による流産のリスクが特に高い時期」というものは存在しません。

おそらくこのことから、「妊娠初期に無理をすると流産の引き金になりやすい」「初期はできるだけ慎重に過ごすべきだ」「中期になったら流産の確率も低くなるので、少しくらいの無理は大丈夫」という俗説が生まれ、「安定期」という言葉が一人歩きしてしまったのではないかと推測できます。ちょうど妊娠初期・中期と区切られていることもあって、16週以降が安定期とされるようになったのではないかと思います。

しかし、妊娠12週までの早期流産は、大半は設計図（遺伝情報を伝える染色体）に異常があって起こるものです。つまり、基本的には、ママが無理をしたために起こるというようなものではなく、いわば受精したときから運命づけられているものです。

公益社団法人日本産科婦人科学会によると、医療機関で確認された流産は全妊娠の15％程度に見られるとされており、妊娠の自覚がないまま起こったものを含めれば40％程度ともいわれ、決してまれなことではありません。

万一、早期流産になってしまったとき、ママには「私の過ごし方が悪かったのか」などと、自分を責めたりしないでほしいと思います。妊娠初期における流産のほとんどは、自然界における一種の自然淘汰であり、「着床せず妊娠に至らなかった赤ちゃん」「妊娠初期にうまく成長できずに亡くなった赤ちゃん」「無事に成長の段階をたどり誕生へと至る赤ちゃん」が同じように存在しています。残念なことですが、その赤ちゃんはママのお腹の中で天寿を全うしたのです。

ママにとっては短くない妊娠期間中、ずっと緊張しているのは大変です。

少し気を抜ける期間が欲しいということもあって、「安定期」という言葉が生まれたのかもしれません。その気持ちはよく分かりますが、「安定期より前だから慎重に」「安定期になったら少しくらい無理をしても大丈夫」などといった情報には、惑わされないようにしてほしいと思います。

妊娠期間中、ずっと緊張しているのはママの精神面にとって、つまりはお腹の赤ちゃんにとっても良くないので、安全面を考えつつ、リラックスして過ごせるようにしていくことが大事です。

妊娠しても旅行はできる？

「安定期に入ったから、もう旅行できますか」

妊婦健診などの際によく聞かれるのがこの質問ですが、このように安定期という言葉そのものの根拠がはっきりしていないので「安定期に入ったから旅行できます」とは、残念ながら言えません。

どのくらいの距離のところに、どのくらいの期間滞在するのか、また移動手段や旅行先で、どれだけ動き回るかといったことで妊娠に及ぼすリスクは変わってきます。旅程や移動が長時間になり、旅先での無理が大きいほど危険度が増すのは確かですが、「どのくらいまでなら大丈夫」ということは、個人差もあって誰にも分かりません。

私たちには「旅行に行ってよい」とは言えない一方、「旅行は禁止」と言って行かせない権限も当然ありません。少なくとも次の点に気をつけてもらえれば、比較的安心して旅行が楽しめるのではないかと思います。

●出発少し前に子宮頸管長や胎盤位置等の確認をしてもらう。
●特に外国に旅行される場合は事前に当地で（日本語で）受診できる産科医を調べておく。
●できれば、万一の際に車やタクシーですぐかかりつけ医まで行けるところにする。
●旅行の日程や大まかな内容について、かかりつけ医に報告しておく。
●異常を感じたらすぐかかりつけ医に連絡する。

●かかりつけ医にすぐ診てもらえないところに旅行する場合には、万一の際に近くで受診できそうな産科があるかを調べておく。

●母子健康手帳、健康保険証を忘れずに持参する。

楽しい時間を過ごしているときは、自分で意識しないうちに無理をしてしまいがちです。旅行に限らず、外出も同じです。妊娠中期に入ったからと、アウトレットやテーマパークなどに行って、かなりの長時間、歩き続けてお腹の張りや痛み、出血などを訴える妊婦もいます。

こういったことは、中期に入るとしてしまうことが多いのです。このあたりも「安定期」という言葉の弊害かもしれません。無理はしないで、ほどほどに楽しむのであれば、お腹の赤ちゃんも一緒に快適な時を過ごすことができるはずです。「まだ産まれる前だけど、赤ちゃんと一緒に楽しんでいる」ということを意識してもらえれば、「ちょっと疲れたから一休み」ということもできやすいかもしれません。妊娠中は、そんな気持ちで外出や、無理のない範囲の小旅行などを楽しむようにしてもらえればと思います。

妊娠中はホルモンの影響でメンタル面が不安定に

妊娠中は誤解や思い込みをもつ危険性がある一方で、妊娠をこのうえなくうれしい出来事ととらえているママであっても、不安に襲われることは多いものです。初産婦の場合は、当然、初めての経験だからということもありますが、もともと妊娠するとホルモンが大きく変化するため、それによってメンタル面が大きな影響を受けるのです。

特に妊娠初期は、プロゲステロン（黄体ホルモン）という女性ホルモンの分泌が多くなります。このホルモンは、受精卵がうまく着床（子宮内膜に根をおろすこと）できるように子宮内膜の状態を整えたり、子宮の筋肉をゆるめて赤ちゃんが大きくなるのに備えたりと、妊娠に関する重要な働きをしますが、同時に、感情の起伏を大きくしたり、イライラやうつ症状を引き起こしたりします。

その影響を受けて、普段以上に精神面が不安定になることが多いのです。

具体的な悩みとは別に、そうしたホルモンの影響で、漠然とした不安を感じることがあります。妊娠前なら気にならなかったようなことが妙に気になって気持ちが揺れ動いたり、自分の性格が変わってしまったように感じたりすることもあるかもしれません。

そんなときは、「これはホルモンの変化が起こしていること」「妊娠すれば、多少なりともみんなが経験する一時的な現象」ととらえて、あまり思い詰めないようにしてほしいと思います。

妊娠・出産では何が起こるか分かりませんから、結果的に自然な出産ができない場合もあります。しかし、条件が許す限り、ナチュラル出産を目指し、実現していくことが最も安全であり、良いお産につながると私たちは信じているからです。そのために、妊娠期間を通じて、ママはもちろんのこと、パパや家族にも、妊娠・出産のプロセスや、ナチュラル出産の実現に向けて心掛けてもらいたいことなどを伝えていきます。

といっても、私たちが直接関われるのは、ごく一部の妊婦や家族だけです。そこで、私たちが日頃体験したり、妊婦や家族に伝えたりしていることを、本書によって、もっと多くの人に伝えられたらと思っています。

正しい知識とバランス感覚が ママと赤ちゃんを守る

多くの妊婦と出会い、診察し、出産を見届けるなかで、いつも感じることがあります。妊娠中の過ごし方も、お産に対する考え方も、一言でいうなら「バランス感覚が大切」だということです。

むやみに心配し過ぎるよりも、正確な知識を得たうえで、ほどよく心配することが大事です。お産は、古来、女性が行ってきたことだからと、ある意味でおおらかに構えるのもよいことですが、かといって軽く考え過ぎないこともまた大切です。

医学の発達していなかった昔の時代から、大部分のお産は医者の介入もなく、自然に行われていました。ですから基本的には、大半のお産は、何事もなく経過して無事赤ちゃんが産まれ、私たち医者の介入するような状況にはならないのです。

しかし、なかには、いろいろな時期に、医者の手が必要になってくるケースがあります。昔なら助からなかったけれど、医学の進歩によって、母体が危ういなかでも妊娠が継続できたり、早産で産まれた赤ちゃんが元気に育ったりできるケースが含まれています。

せっかくの医学の進歩の恩恵にあずかるためにも、医者の手が必要になるかもしれない状況に、「誰がなるか分からない」ということだけは、頭に置いておかなければなりません。

第 2 章

心身に起こる自然な変化を受け止める
一緒にあゆむ約 40 週間の
ドラマティックな日々

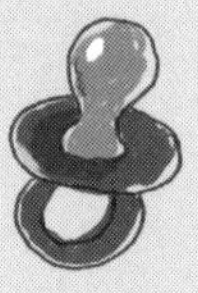

約40週間で35億年の歴史をたどる

ママのお腹の中で、新しい命が芽生えてから出産までは約10カ月です。この間、お腹の中の赤ちゃんは、驚異的なスピードで成長します。始まりはたった一つの細胞である受精卵が、細胞分裂を繰り返すうちに、さまざまな臓器や器官のもとが備わっていき、胎芽《たいが》と呼ばれるようになります。

臓器の原形ができてきても、最初の頃は魚に似た姿で、エラやしっぽをもっていますが、次第に人間らしい姿になって胎児と呼ばれるようになります。最終的には身長約50cm、体重約３kgの赤ちゃんとしてこの世に産まれ出るのです。

その過程は、約35億年前に海の中で生命が誕生してから、人類が出現するまでの進化の歴史をたどるといわれています。気の遠くなるような進化の過程を、わずか40週間でたどるというのですから、本当に神秘的です。もっとも「わずか40週間」といっても、その間、お腹の中で赤ちゃんを育むママにとっては、長い期間かもしれません。喜びと同時に不安やプレッシャーを感じたり、さまざまな症状に襲われたりすることも多いからです。

そのためにも、ママのお腹の中で、赤ちゃんがどんなふうに成長するかを知っておくことは、とても大切です。それを知っておくことで、よりいっそう赤ちゃんを慈しむ気持ちが生まれるとともに、赤ちゃんを育む場としての母体で、どんな環境づくりをしてあげるとよいかが分かってくるはずです。

お腹の中の赤ちゃんが大きくなるにつれ、赤ちゃんを育てる場である子宮も大きくなっていきます。普段は鶏卵大の子宮が、最終的には30cmを超え、胸のすぐ下くらいまで大きくなります。

妊娠中のママの体では、このように子宮が大きくなることに加え、妊娠中に特有のホルモン分泌や代謝が起こるため、さまざまな変化が生じます。妊娠初期のつわりをはじめ、便秘、むくみ、腰痛などの症状に見舞われることもありますが、生活上の工夫や対策などで回避したり、軽減したりできます。

妊娠期間は、最終月経の開始日から数え280日間、40週とされます。0～3週を1カ月とし、以後、4週ずつを2カ月、3カ月、4カ月……と呼びます。妊娠期間は、週数で数えることも月数で数えることもありますが、月数は通常のカレンダーでいう1カ月ではなく、このように最終月経からの4週間ずつを指します。

1〜4カ月を妊娠初期、5〜7カ月を妊娠中期、8〜10カ月を妊娠後期と呼び、10カ月に当たる36週以降は、いつお産になってもおかしくありません。医学的には、37〜41週のお産を「正期産」（最も出産に適した時期のお産）と呼びます。22〜36週のお産は「早産」、42〜43週のお産は「過期産」と呼び、どちらも医学的な対応が必要になります。なお、医学用語ではありませんが、最初の1カ月（0〜3週）を「妊娠超初期」、出産が近くなる10カ月を「臨月」と呼ぶこともあります。

最終月経開始日から数えて２８０日目に当たる日が出産予定日とされますが、これは月経周期が28日周期の人が、最終月経開始日の2週間後に排卵して妊娠したことを前提とした予定日です。超音波検査で赤ちゃんの大きさを測定した結果、より正確な予定日に修正される場合もあります。いずれにしても、出産予定日はあくまでも目安で、早まることも遅くなることもあるので、早まっても慌てなくてすむように、心構えと準備をしておくことが大切です。

また赤ちゃんの大きさや成長速度はママ・パパの出生体重によるだけでなく、個人差も大きいため、ここで示す数字はあくまでも一般的な目安です。

妊娠初期　妊娠0~3週（1カ月）
「妊娠超初期」とも呼ばれる妊娠の始まりのとき

●赤ちゃん　約1㎜・1g（受精卵）
●ママ　子宮は鶏卵大

【赤ちゃんの状態】受精卵となり、細胞分裂しながら子宮へ

精子と卵子が出会う場所は卵管の先端寄りの膨大部というところです。そこで精子と卵子が融合すると受精卵となります。受精卵は、細胞分裂をしな

がら1週間前後かけて卵管を移動し、子宮に入ります。そのとき、子宮内膜は厚く柔らかくなり、ふかふかのベッドのように受精卵を迎え入れる準備を整えています。受精卵の表面には、小さな根のような絨毛という組織ができ、それが伸びて子宮内膜にとりつきます。受精卵はそのまま、根をはるようにして子宮内膜の中にもぐり込みます。これを着床といいます。「床（とこ）」という字には、布団やベッドといった寝床という意味がありますが、着床とは、まさに受精卵が子宮内膜というベッドにもぐり込むことをいうのです。この着床によって、妊娠が成立することになります。子宮内膜に根をおろすための絨毛は、やがてできる胎盤のもとになります。

実際には、最終月経開始日から約2週間（月経周期が28日の場合）後に排卵があったのちに受精し、さらに無事に着床して初めて妊娠が成立するので、この2週間はまだ受精していません。

しかし、妊娠期間は便宜上、最終月経の開始日から数えることになっています。排卵やその後の着床の時期は、特定が難しいためです。ですから、妊娠期間の1カ月目の前半は、実際には受精も妊娠もしておらず、妊娠するのはこの月の後半、3週目以降ということになります。

この時期、受精卵は卵管内を移動しながら細胞分裂し、早くも脳や脊髄のもとになる神経管という器官ができ、血液系や循環器など、重要な臓器の原形もでき始めます。子宮内には、赤ちゃんを包む袋（胎嚢）ができます。この期間は、通常、ママが妊娠に気づいていませんし、超音波検査をしても、赤ちゃんも胎嚢も確認できません。しかし、気づかれないまま、赤ちゃんの重要な臓器のもとが次々に作られているのです。

【ママの状態】妊娠の自覚はないが、兆候が見られることも

この時期、ママ自身は、妊娠を自覚していないのが普通ですが、なかには、着床のときやその後に、ちょっとした体の変化に気づく人もいます。その兆候としては、次のようなものがあります。

●着床出血

受精卵が着床するとき、子宮内膜を傷つけて、少量の出血が見られるもの

です。多くの妊婦が経験するわけではなく、起こるのは４人に１人以下といわれています。

通常、着床出血が見られるのは、もし妊娠しなかったら起こるはずの、次の月経予定日の少し前です。そのため、「少し生理が早まったのかな」ととらえる場合もあるようです。妊娠を意識している人なら、「今回は妊娠しなかった」と誤解する危険もあります。

着床出血は次の月経予定日の少し前に起こることと、出血量がかなり少ないことが、月経との違いです。

●微熱・だるさ・眠気

ホルモンの変化の影響などから、微熱が出ることもあります。倦怠感も生じて、カゼのひき始めのような症状が出たと表現する人もいます。また、「眠くてたまらなくなった」という人も少なくありません。

●味覚や嗅覚の変化

本格的なつわりが始まるのは、通常、もう少しあとですが、その前ぶれともいうべき味覚や嗅覚の変化が見られることもあります。例えば、「嗅覚が敏感になって、普段は気にならないような匂いが気になる」「好きな食べ物が少し苦手になった」「逆にこれまでは特に好きでなかったものが欲しくなる」などです。

●おりものの増加や変化

おりものが普段より増える、水っぽくなる、黄色っぽい色がつくなどの変化に気づくこともあります。妊娠初期にはおりものが水っぽくなることが多いのですが、なかには逆に粘っこくなるケースもあり、個人差が大きいものです。

このほかにも、軽い下腹部痛、頭痛、腰の違和感、頻尿などが見られる場合もあります。

【生活上の注意・アドバイス】妊娠している可能性を考えて生活を

妊娠の可能性に思い至らないまま、飲酒や喫煙をしたり、カゼと間違えて薬を飲んでしまったり、X線検査を受けてしまったりして、あとで悩むケースもあります。ママに妊娠の自覚がないことが多いからこそ、この時期の過ごし方が重要です。これらのことを行って、赤ちゃんへの影響が心配な場合には、主治医に相談してみるとよいです。

なお、妊娠の有無をチェックできる市販の妊娠検査薬は、受精卵が作る絨毛から出るホルモン（ｈＣＧ：ヒト絨毛性ゴナドトロピン）を検出するものです。妊娠検査薬は、予定していた生理が1週間以上遅れた頃に使います。普段から、基礎体温の測定・記録を習慣にしておくと、妊娠にいち早く気づくヒントになります。

妊娠初期　妊娠4～7週（2カ月）

赤ちゃんの重要な器官が作られ始める大切な時期

●赤ちゃん　約2㎝・4g

●ママ　子宮はガチョウの卵大（6×9㎝くらい）

【赤ちゃんの状態】「胎芽」と呼ばれる魚に似た姿

この時期までの赤ちゃんは「胎芽」と呼ばれ、魚やタツノオトシゴに似た形をしており、全体的にはまだそれほど人間らしくありません。しかし、脳や脊髄、各感覚器官の神経が急速に発達し、心臓、肝臓、胃などの内臓ができていく重要な時期です。そのため、この時期は「器官形成期」と呼ばれます。

心臓は、未熟な形ながらも動き始め、全身に血液を送り始めます。早ければ、この月の終わりには検査で心拍が確認できるようになります。手足、目、耳、口などの形成も始まります。手足はまだ突起が生じる程度、目、耳、口は、わずかにくぼみができる程度ですが、急速に細胞が分化（その器官特有の機能や形態をもつ細胞に変化すること）して、各器官が形作られていくのです。

脳は発達するにつれて急速に大きくなり、頭と体が徐々に分かれて2頭身のような体つきになります。また、胎盤のもととなる絨毛が発達し、ママと赤ちゃんをつなぐ臍帯（へその緒）のもととなる組織もできてきます。

この時期になると、赤ちゃんを包む袋である胎嚢が超音波検査で見えるようになります。超音波画像では、胎嚢は、子宮の中に楕円形のような黒い影として映ります。胎嚢の中は羊水で満たされ、その中に赤ちゃんがいます。以後、羊水は赤ちゃんの成長とともに量が増え、出産まで赤ちゃんはその中で過ごします。その姿は胎嚢の中にごく小さく映ることもありますが、まだ確認できない場合も多いものです。胎嚢や赤ちゃんは、早ければ4～5週から超音波検査で確認できるようになりますが、見えるようになる時期は、個人差や排卵時期、そのほかの条件で違ってきます。2カ月目の終わりか、3カ月の初めには確認できることが多いので、心配し過ぎないで待ってほしいと思います。

ただし、ごくまれに胎嚢が確認できない場合、母体が危険にさらされる子宮外妊娠の恐れもあるので、指示された次回の診察には必ず行くべきです。

【ママの状態】人によって違うつわり症状の表れ方

予定日を過ぎても月経が来ないため、妊娠を意識し始める時期です。なかには、その前につわり症状が出て気づく人もいます。つわりは、すべての妊婦に出るわけではありませんが、半数以上の妊婦に見られ、多くの報告では

8割程度に見られるとされています。つわりの有無や症状には個人差が大きいのですが、次のようなパターンがあります。

●吐き気・嘔吐

特に空腹時に強く出やすいものです。特定の食品や匂いによって吐き気を催す場合もあります。

●匂いに敏感になる

吐き気までいかなくても、特定の匂いに敏感になる場合があります。特に温かい食品の湯気に混じった匂いが苦手になり、炊きたてのご飯や煮物、スープ類など、普段は好きな匂いを避けたくなるケースも見られます。

●食の好みが変わる

好きだったものが急に嫌いになったり、苦手だったものが好きになったりすることがあります。

つわりは5週くらいから始まることが多く、ピークは8～10週頃です。その後は軽くなりますが、長引く人では15週くらいまで続く場合があります。

このほか、胸の張りや痛み、体のだるさ、めまい、動悸、眠気などの症状も出ることがあります。妊娠すると、女性ホルモンのエストロゲン（卵胞ホルモン）とともに、プロゲステロン（黄体ホルモン）というホルモンの分泌が急速に増えます。その影響で、これらの症状が出やすくなるのです。なお、だるさや眠気といった一連の全身症状を含めてつわりと呼ぶこともあります。

【生活上の注意・アドバイス】さまざまな工夫でつわりの軽減を

妊娠の可能性があって、予定月経が来ないときや、妊娠検査薬の結果が陽性だったときは、早めに産院を受診して妊娠の確定診断を受けるとよいです。その際、最終月経開始日を確認しておき、基礎体温をつけている人はその記録を持参すると役立ちます。日頃、私たちがこの時期の妊婦の診察をする際には、つわりについての悩みや相談がかなり多く寄せられます。つわりへのケアとしては、次のような対策が役立つ場合があります。

●水分をとる

つわり対策として、まず有効なのが水分補給です。一度に多く飲む必要はないので、少しずつこまめに水分補給をするとよいです。水やお茶のほか、無糖の炭酸水などでもかまいません。糖分の多い清涼飲料水などは、できるだけ避けたほうが無難です。水分だけでも補給できていれば、症状も軽減されやすく、脱水の予防にもなります。逆に、水分さえ受けつけないようなときは、急いで受診する必要があります。

●少量ずつこまめに食べる

一度に多く食べられなくても、消化の良いものを少量ずつとれば食べられる場合があります。うどんやお粥などを、少しずつ食べてみるとよいでしょう。マグネシウムが効果的にとれる冷や奴、茶碗蒸し、プリンなど、のどごしがよくて栄養価が高いものも、食べられるようなら取り入れてみるのも一つの方法です。私のおすすめは薄いパウチ入りのゼリー飲料各種です。

●空腹を避ける

つわりは空腹のときに強くなる傾向が強いので、こまめに食べるとともに、小さいおにぎりやパンなどを準備しておき、空腹で吐き気を催しそうになったら食べるのも良い方法です。プチトマトやバナナ、ゼリー、ビスケット、せんべいなども手軽に食べられて便利です。朝起きたときに、つわりが起きやすいというケースも見られます。その場合には、枕もとに、食品を用意しておき、目が覚めたらすぐ口にすることで防げる場合があります。

●できるだけリラックス

つわりについて必要以上に心配し、緊張して過ごすことは、かえって悪化につながる場合もあります。妊娠悪阻のケースに当てはまらず、水分が摂取できてある程度の食事がとれていれば、「一時的なものだから」ととらえて、ゆったりした気持ちで過ごすことも大切です。姑からの過干渉や過度な期待がプレッシャーとなり、つわりが悪化した事例もあります。パパやママの両親にも相談し、緊張の要因はできるだけ取り除くとよいです。消化器症状以外の、だるさや動悸、めまいなどの対処法としても、リラックスしてゆっくり過ごすことが役立ちます。

なお、着床出血の時期が少しずれると、この時期に見られることもあります。ただし、出血の量や回数が多いなど、心配なときは受診するのが望ましいです。

妊娠初期　妊娠8〜11週（3カ月）
「正常妊娠」であることが確定する時期

●赤ちゃん　約6〜9cm・約20〜30g
●ママ　子宮は握りこぶし大

【赤ちゃんの状態】3頭身になって「胎児」と呼ばれるように

この時期になると、赤ちゃんはかなり人間らしい姿となり、「胎芽」を卒業して「胎児」と呼ばれるようになります。これまであったしっぽは完全に消え、頭、胴体、足がそれぞれに発達して3頭身の姿になります。手足の指が分かれて、小さな指に爪もでき始めます。まぶた、唇、歯ぐき、耳など、細かい部分も次第に出来上がっていきます。

肝臓、胃腸、腎臓などの内臓も発達し、形態としてはほぼ完成します。また、尿管もできて腎臓とつながります。

外性器の形成が始まるのもこの時期です。といっても、超音波検査の画像で性別が分かるのは、もう少し先、4カ月に入ってからになります。

早ければこの時期に、ドップラー法という検査で胎児の心音を聞けるようになります。ドップラー法は、超音波を用いて胎児の心音を聞く方法で、ママのお腹の上から、赤ちゃんに近いところに特殊な聴診器を当てることで、赤ちゃんの心音を聞くことができます。

赤ちゃんの心拍数は1分間に110〜160程度で、大人より速く、トクトクトクという感じに聞こえることが多いものです。心音が聞けるのは8〜9週以降で、12週になると、ほぼ全例で聞こえるようになるとされています。なかには、12週に入っても条件によって聞こえない場合もありますが、超音波画像で心臓の動きが確認できていれば大丈夫です。検査によって胎嚢、赤ちゃん、心拍が確認できると、正常妊娠であることが確定します。つまり、子宮外妊娠、そのほかの異常妊娠ではないというお墨付きが出るというわけです。異常妊娠はごくまれとはいえ、この時期までは可能性があるので、医師としては視野に入れておかなければなりません。

【ママの状態】骨盤をゆるめる女性ホルモンが出る

つわりがひどくなって、ピークを迎えることが多い時期です。吐き気、嘔吐、食欲不振など、2カ月目の項で挙げたような消化器症状が強くなるため、赤ちゃんへの悪影響が心配になるかもしれません。

しかし、この時期の赤ちゃんは、「お弁当箱」である卵黄嚢から栄養をとっていますので、ママの栄養状態の影響を、そのまま受けるわけではありません。胎盤のもとになる絨毛を通じて、ママの血液からも酸素や栄養をもらっていますが、一時的につわりで食物が食べられなくても、赤ちゃんにはしっかり栄養が届いています。その点については安心して、自分の体が楽になるように過ごしてほしいと思います。

子宮が握りこぶし大か、それより少し大きくなるため、膀胱が圧迫されて尿の回数が増えたり、腰が重く感じたりする場合があります。大きくなってくる子宮による物理的な圧迫に加えて、ホルモンの影響からも、腰の重さや痛みが生じる場合があります。

妊娠すると2～3カ月頃から、リラキシンという女性ホルモンの一種が分泌されます。このホルモンは、出産に備えて、骨盤の骨の結合などをゆるめる作用をもっています。また、プロラクチンにも、関節などをゆるめる作用があります。

まだ妊娠初期ですが、ママの体は、出産に向けて着々と準備を進めています。出産に必要な体の変化ではありますが、腰の重さや痛みが起こりやすくなるのです。腸の動きにも影響が出て、下痢や便秘をしやすくなったり、大きくなってきた子宮に引っ張られて、足のつけ根につっぱり感や痛みが生じたりします。

【生活上の注意・アドバイス】妊娠届出書を出して母子健康手帳をもらう

正常妊娠であることが確定した段階で、通常、産院の医師から「妊娠届出書」が渡されます。この妊娠届出書を、住んでいる市区町村の役所や保健所に提出することで、引き換えに母子健康手帳を受け取れます。自治体によっては妊娠届出書が不要で窓口で申し出るだけでよいところもあります。妊娠中と産後のいろいろなサービスを受けるためにも、妊娠届出書の提出と母子健康手帳の受け取りは重要です。

妊娠初期の頃から、産院で行われる母親学級には、ぜひ出席してほしいと思います。最近では、パパも含めて両親学級として行う産院も増えています。出産では、パパの果たせる役割も大きいので、ぜひ妊娠中から、パパにも出産について学んでほしいものです。

妊娠初期　妊娠12~15週（4カ月）

赤ちゃんのライフラインである胎盤が完成

●赤ちゃん　約16cm・100~120g

●ママ　子宮は乳児の頭大

【赤ちゃんの状態】主要な臓器が完成して筋肉や骨も発達

赤ちゃんの主要な臓器・器官は、この期間のうちにはほぼ完成します。以後は、筋肉や骨が発達し、全身に産毛が生え始め、外見もかなり人間らしくなってきます。体は急速に大きくなり、体重は前月に比べて3倍以上にも増えます。外性器が完成するため、超音波検査で性別が分かるようになります。

手足を本格的に動かすようになるのも、この時期からです。体の成長とともに、羊水も急速に増えます。超音波検査の画像で、タイミングが良ければ、手足を動かして羊水の中を動き回る様子が見られることもあります。ただ、ママが赤ちゃんの動きである「胎動」を感じるまでは、まだもう少しかかります。目は閉じたままですが、口を開けたり、閉じたりしているのが確認できる場合もあります。味を感じる舌の味蕾という器官も、この頃にできてきます。

14～15週になると、胎盤がほぼ完成します。胎盤は、そこから伸びた臍帯を通じて、ママから赤ちゃんに酸素や栄養を送り、赤ちゃんからは老廃物などを送り返す役目を果たす重要なものです。胎盤と臍帯は、赤ちゃんにとってのライフラインです。この頃には、それまで赤ちゃんが栄養をとっていた「お弁当箱」である卵黄嚢は、小さくなって役目を終えます。胎盤が完成すると、酸素や栄養、老廃物の行き来がスムーズにできるようになるので、赤ちゃんの成長もますます加速していきます。

妊娠初期から赤ちゃんを包んでいた胎嚢は、妊娠期間が進むに従って、卵膜という膜に変わっていきます。内側から羊膜・絨毛膜・脱落膜という3層構造をもつ丈夫な膜で、胎盤に付着し、中は羊水で満たされており、その中で赤ちゃんは成長を続けます。

【ママの状態】つわりが治まって心身が楽に

多くの人はつわりが治まってくる時期です。食欲が出て、バランスの良い食事もとりやすくなる人が多いです。胎盤がほぼ完成するこの月の後半には、体内のホルモン環境も次第に安定してくるため、妊娠成立以来、高くなっていた基礎体温が下がってきて、熱っぽさやだるさも解消されてきます。つらいつわりが軽減、解消され、だるさなどもとれるので、ママにとっては心身ともに少し楽になってくる時期です。

一方、子宮は乳児の頭ほどになり、はた目からもお腹のふくらみが分かるようになってきます。大きくなった子宮に圧迫されて、胃もたれを感じる人もいます。また、それまで腰痛がなかった人にも痛みが出てくることがあります。こうした腰痛への対処も、この時期のポイントになります。

【生活上の注意・アドバイス】食べ過ぎに気をつけて体重管理を

つわりが治まり、だるさなどもとれてくると、今度は食べ過ぎてしまう危険性が出てきます。妊娠中は、栄養素の吸収が良くなり、体は太りやすくなります。赤ちゃんのためにもママの体のためにも、適切な体重コントロールに努めることが重要です。バランスのとれた食事の中で、炭水化物や脂質を減らし、摂取エネルギーを抑えるのです。

この時期、お腹のふくらみが目立つようになってくるので、マタニティウェアの着用を始めるのが望ましいです。手持ちの服でも、ゆったりしたワンピースやチュニックなどなら、十分使えることもあります。ボトムスは、ウエストがゴムで、締めつけないゆったりしたものを選ぶとよいです。腰痛がある人は、妊婦用の骨盤ベルトを装着することで、やわらぐ場合があります。妊婦用の骨盤ベルトは、ゆるんできた骨盤を外から支えることで、腰痛などの予防や緩和を図るものです。骨盤のゆるみは腰痛だけでなく、子宮やそのほかの内臓の軽い下垂を引き起こすこともあります。内臓下垂の見られる妊婦や立ち座りする機会の多い仕事をしている人（保育士、小学校の先生など）は、切迫早産（早産の一歩手前の状態）や早産のリスクが高くなるという説があります。その予防のためにも、骨盤ベルトは役立つと考えられています。また、骨盤ベルトをすることで、ママ自身が楽になったり、安心感を得たり、また、激しい動きなどを自然に控えたりする効用も期待できます。なお、骨盤ベルトや腹帯は、出産が近づいてきたらはずす必要があります。妊婦の状態にもよりますが、通常は35週か、遅くとも36週になったらはずすようにします。

14～15週を過ぎたら、マタニティ体操などを積極的に行って、筋肉を鍛えることが大切です。適度な運動は、腰痛や背中の痛みなどを軽減するためにも役立ちます。産院で指導したり、母親学級などで行ったりしている場合も多いので、聞いてみるとよいです。私のクリニックでも、14週以降の方を対象に、マタニティビクスやマタニティヨガの教室を開いています。母子健康手帳とともに交付された妊産婦健康診査の受診票を産院に出すと、自治体によっては異なりますが一部または全額助成されて検査が受けられます。母子健康手帳は、診察時はもちろん、それ以外の外出時などでも常に携帯しておくと安心です。

超音波検査で、性別が分かる確率が高くなるこの時期、診察時に判明したときに、教えてもらいたいか、それとも出産後の楽しみとして、知らないままお産を迎えたいかを、パパや家族とも話し合って決めておくとよいです。

妊娠中期　妊娠16～19週（5カ月）
成長のスピードが加速し、活発に動き出す

●赤ちゃん　約25cm・200～300g
●ママ　子宮は大人の頭大

【赤ちゃんの状態】３～４頭身になって体の均整がとれる

胎盤が完成し、ママからの栄養摂取が盛んになるので、赤ちゃんの成長のスピードがさらに増します。赤ちゃんは４頭身になり、体の均整がとれてきます。

赤ちゃんは、全身が産毛で覆われるようになります。これは、赤ちゃんの皮膚を保護するための産毛で「胎毛」と呼ばれます。髪の毛や眉毛、まつ毛なども生えてきます。

それまではやせていた赤ちゃんですが、この時期になると少しずつ皮下脂肪がつき始めます。肌は赤味のある不透明な状態となり、徐々に赤ちゃんらしくなってきます。筋肉や骨などもしっかりしてきて、羊水の中で手足を盛んに動かすようになります。時には、体を後ろにグッと反らせたり、足をギュッと伸ばしたりする大きな動作や、手の指を握ったり、指を吸ったりするかわいらしいしぐさなども見られるようになります。診察時の超音波検査で、そうした動きが確認できることも多くなってきます。

お腹の中での赤ちゃんの動きを胎動といいますが、早い人では18週くらいから、ママが胎動を感じられるようになります。

【ママの状態】早い人では胎動を感じ始める

子宮は大人の頭大くらいまで大きくなり、お腹のふくらみが目立ってきます。子宮底（立った状態で子宮の上端に当たる丸みを帯びた部分）はおへその近くまでせり上がってきます。

胎動は、最初の頃は、自分の腸の動きと紛らわしかったりして分かりにくいものですが、次第に、独特のポコポコした動きや、ピクピクした動きなどで、それが胎動と分かるようになってきます。時には、グルンと回転するのが分かったり、力強くキックするのが感じられたりすることもあります。胎動を感じて意識することは、お腹の赤ちゃんとの一種のコミュニケーションであり、その発育状態を知る重要な手がかりでもあります。ぜひ注意深く感じとってみてほしいと思います。

ただし、胎動を感じる時期は個人差も大きく、20週以降になって初めて感じる人も少なくありません。産院での健診で異常がなければ、この時期に胎動が感じられなくても不安になる必要はないので、胎動が分かる日を楽しみに待ちたいものです。

【生活上の注意・アドバイス】お腹を支える腹帯で腰の負担を軽減

日本では、５カ月目の戌の日に、多産でお産が軽い犬にあやかれるようにという意味を込めて、神社やお寺で安産祈願をするとともに、腹帯をつけるという習わしがあります。安産祈願はママや家族の考え次第としても、お腹が急速に大きくなってくるこの時期、腹帯をつけることは、腰などへの負担を軽くして、体を楽にするために役立ちます。

現在では、手軽に着用できる腹帯が多く市販されています。使いやすいものを選んでつけておくと、お腹を支えて腰の負担を軽減するとともに、保温や安心感にもつながります。腹帯と骨盤ベルトを併用する場合は、腹帯の上から骨盤ベルトをつけます。ただし、35～36週にははずす必要があります。

妊娠中期に入ると、初期よりは流産などの危険性が少なくはなりますが、イコール「少しくらい無理をしてもよい」ということではありません。むしろ中期以降のほうが、ママの行動が赤ちゃんに影響しやすいともいえます。ママにとっては決して短くない妊娠期間中、息抜きも大切ですが、「万一、出血や強いお腹の張りなどが生じたら、すぐ診察が受けられる」ということを前提に、お出かけや旅行の計画を立てることが大切です。

また妊娠中に急激にお腹が大きくなると、皮膚の表皮は伸びても、その下にある真皮などは伸びが追いつかずに裂けてしまう場合があります。こうしてお腹にひび割れのような線が生じるのが妊娠線です。肥満によって妊娠線は太く大きくなってしまいますが、身長158cm程度で体重60kg未満の方であれば妊娠線の心配はほとんどありません。妊娠線予防を謳うクリームは高価な割には効果はないことが多いです。

妊娠中期　妊娠20～23週（6カ月）
お腹の赤ちゃんにママの声が届く

●赤ちゃん　約30cm・600～700g
●ママ　子宮底の高さは約20cm

【赤ちゃんの状態】全身がバターのような胎脂で覆われる

頭髪が濃くなり、薄かった眉毛やまつ毛なども生えそろってきます。皮下脂肪が増えてきますが、まだ表面はしわだらけです。この頃から、全身が胎脂と呼ばれるバターのような脂肪分で覆われ始めます。胎脂は、赤ちゃんの皮膚を守る天然の保湿クリームのようなものです。羊水の中にいても皮膚がふやけないように守るとともに、産まれた直後も赤ちゃんの皮膚の保護のために働きます。

上下のまぶたが鮮明になり、顔つきがはっきりしてきます。特に、立体的な検査画像が得られる３Ｄエコーや４Ｄエコーなどの検査では、顔立ちがよく分かり、微妙な表情の変化までとらえられます。両親のどちらに似ているといったことまで分かる場合もあります。

内臓の機能が成熟して、羊水を口から吸って胃で吸収したり、腎臓で尿を作って排泄したりするなどの動きを行います。お腹の中の赤ちゃんは、胎盤を介してママから、栄養素や水分、酸素を含む血液を得ており、消化器や泌尿器を使わなくてもよいのですが、こうした一連の動きで、消化や排泄のトレーニングをしているのです。

なお、主要臓器のうち、肺の完成はもう少しあとになりますが、未熟な状態の呼吸器はできています。聴覚が発達してきて、ママの声や周囲の物音が聞こえるようになります。そのため、急に大きな物音がすると、赤ちゃんがビクッと動いて胎動を感じることも増えてきます。骨格はさらにしっかりして、羊水も増えてくるため、その中で活発に動いて、移動や回転などの運動をするようになってきます。

【ママの状態】静脈瘤やこむら返りが出ることも

子宮底の高さがおへその位置になって、一見するだけで妊娠していると分かるような体型になります。子宮が大きくなることの物理的な負担に加え、リラキシンなどのホルモンの影響から骨盤の関節がゆるみやすくなり、人によっては腰痛が強くなってきます。腹帯や骨盤ベルトを活用するとともに、軽いストレッチやマタニティビクス、ウォーキングなども心掛け、筋力をつけるようにすることが大切です。足にも重みがかかり、血液循環も悪くなりやすいことから、静脈瘤やこむら返りなどに悩まされるママもいます。

静脈瘤は、静脈にある逆流防止の弁が弱くなるために、ふくらはぎなどに血液が滞り、静脈が蛇行するように浮き上がったり、コブのようなふくらみが生じたりするものです。特に、長く立っていたり、デスクワークなどで着席時の同一姿勢を長く続けていたりすると、起こりやすくなります。足のむくみがひどい場合には、静脈瘤のリスクも高まっていると考えて、早めに対策を講じましょう。まれですが、静脈瘤が外陰部にできることもあります。

こむら返りは、ふくらはぎの筋肉が「つる」症状で、筋肉のけいれんとともに強い痛みが起こります。妊婦の3割程度は、妊娠中にこむら返りを経験するといわれています。妊娠中にこむら返りが起こるのは、子宮が大きくなることによって重心が変化し、ふくらはぎの筋肉への負担が増すことや、ふくらはぎに血液が滞りやすくなること、妊娠に伴って体内のミネラル（電解質）バランスが乱れることなどが原因と考えられています。

【生活上の注意・アドバイス】生活の工夫で足のむくみなどを防ぐ

むくみや静脈瘤を防ぐには、次のようなことが役立ちます。

・体重の急激な増加を防ぐ（1カ月あたり1kg以下）
・長時間、立ったり、椅子に座ったりすることを避ける。
・就寝時には、足の下にクッションなどを敷き、足を高くして寝る。

・軽いウォーキングなど、適度な運動をする。
・入浴や足のマッサージで血流を促す。
・ふくらはぎに圧をかけて、血液の戻りを促す「弾性ストッキング」を着用する

弾性ストッキングは、妊娠の初期から、あるいはむくみなどを感じたときから着用すると、静脈瘤の予防に役立つともいわれています。こむら返りに対しても、長時間の立位を避けることや、寝るときに足を高くすること、軽い運動、入浴、マッサージなどが役立ちます。

また、体内のミネラルの調整役を担っているマグネシウムを積極的にとることが、こむら返りの予防や軽減に役立つともいわれています。マグネシウムは、ゴマやアーモンドなどのナッツ類、海藻類、イワシなどの魚類、大豆などに多く含まれています。こうした食品を、日頃の食事に多く取り入れてみるとよいです。

6カ月の後半である22週から36週までは、もしも赤ちゃんが産まれたとき

には「早産」となります。現在の産科技術では、22週の赤ちゃんの体重の目安である５００ｇから、万一、産まれ出ても救うことが可能とされています。６カ月という早期に産まれ出ると、赤ちゃんには多くのリスクが生じるため、お腹の張りが強いようなときは、無理をせずに過ごし、健診時にお腹の張りについてきちんと伝え、処置や説明を受けてほしいと思います。

この時期以降の赤ちゃんは、聴覚が発達して、ママ・パパの声も聞けるようになるので、ぜひたくさんの言葉を語りかけてあげてほしいです。

妊娠中期　妊娠24～27週（７カ月）

五感の神経が発達して味覚も完成

- 赤ちゃん　約35cm・１２００ｇ
- ママ　子宮底の高さは約22～24cm

【赤ちゃんの状態】逆子でも出産までに治る可能性が大

閉じていたまぶたが開き、まばたきをする様子が分かることもあり、よりいっそう赤ちゃんらしい顔つきになります。大脳皮質の発達によって、自分の意思で体を動かしたり、向きを変えたりし始めます。いろいろな感情を覚えたり、考えたり、記憶したりということも、未熟ながらできるようになってきます。五感の神経も発達してくるので、音を聞き分けたり、光を感じたりするほか、味覚も完成して、甘味や苦味を感じ分けるようになります。

この時期の健診で、「逆子ですね」といわれる場合もあります。お腹の中の赤ちゃんは、多くの場合、10カ月までには頭を下にした「頭位」と呼ばれる体位で落ちつきます。足が下になる体位が逆子（骨盤位）で、最後まで逆子であれば、一般的に自然分娩は難しくなり、帝王切開を検討することになります。しかし、この時期に逆子であっても、まだまだ頭位に変わる可能性が大きいので、心配し過ぎないようにしてほしいと思います。

【ママの状態】骨盤や恥骨部分に痛みが出ることも

大きくなった子宮が上腹部まで達し、お腹が突き出たマタニティ特有のかっこうになり、ますます腰や背中に負担がかかります。

赤ちゃんの体重は急速に増え、羊水も増加して、妊娠期間中で最大量になります。そのため、背中や腰の痛み、静脈瘤などがひどくなる場合もあります。また、出産に向かう準備としての生理的なお腹の張りが見られるようになってきます。

出産に備えて、骨盤の関節がさらにゆるみやすくなってくるため、寝返りをしたり、歩き出したりするときに、骨盤や恥骨部分などに痛みを感じることがあります。腹帯や骨盤ベルトを、ややきつめに巻いたり、マタニティ体操で腰を支える筋肉を強化したりすることで、痛みがやわらぐ場合があるので試してみるとよいです。ママ自身は、腰などへの負担を除けば元気な場合が多いのですが、お腹の張りを誘発するような無理な行動は避けることが大切です。この時期、体への負担が大きい外出などを続けると、早産を招く恐れもあるので十分注意が必要です。

【生活上の注意・アドバイス】お腹の張りを見分ける目安を知っておこう

妊娠中期以降になると、お腹の張りについての不安や心配を抱く人が多くなります。お腹の張りは、子宮が収縮することで起こります。子宮は、伸縮性に富む子宮筋という筋肉でできており、赤ちゃんの成長とともに、この筋肉が伸びて大きくなります。伸ばされた筋肉は、なんらかの刺激で反射的に縮もうとすることがあり、それをお腹の張りとして感じるのです。緊張やストレス、運動、ちょっとした動作、胎動、疲れなど、お腹が張るきっかけはさまざまですが、多くの場合は一時的に張るだけで、数分で治まります。そのように短時間で治まる張りや、少し休めば治まる張りは、基本的には心配のない生理的な張りと考えてよいです。

一方、休んでも治らずに、長く続く張りや、頻繁に起こる張り、痛みや出血を伴う張りなどは、早めに産院で診察を受けたほうがよいです。どの程度なら頻繁といえるかの目安は、一般的に、29週以前なら1時間に3回以上、30週以降なら1時間に5回以上とされています。心配な張りかどうか見極めるためにも、張りが起きたら、できるだけその場で横になったり、静かに座ったりして休み、様子を見ることが望ましいです。

妊娠の時点から分娩開始まで、原則として正常な出血というものはありません。ただ、妊娠週数によりその原因もさまざまですが、特に量が多い、頻繁に出血するということでなければ今すぐ病院に行かなくては危ない、といったことはあまりありません。夜間であれば翌日受診するのが良いです。医師として出血の状況を診察していない段階では、はっきりしたことは伝えられないというのが正直なところです。ただし、胎盤の位置が悪いなど、なんらかの悪条件がある場合（そのように医師から告げられている場合）には、少量の出血でも受診する必要があります。心配ない出血と思われる場合も、次回の健診時には医師に報告しておくとよいです。

なお里帰り出産を希望する場合、切迫ぎみの人では、7カ月の後半、26〜27週くらいの移動がすすめられますので、早めに準備して里帰りするとよいです。特に問題がない場合の里帰りは、9カ月、34週くらいが目安になります。

航空会社では、通常、10カ月に入ってから飛行機に搭乗する場合には、産婦人科医の診断書が必要になります。さらに、出産予定日が1週間以内に迫っているときは、診断書とともに産婦人科医の同伴が必要と定めている航空会社が多いようです。

妊娠後期　妊娠28～31週（8カ月）
産まれ出る準備を着々と進める赤ちゃん

●赤ちゃん　約40cm・１５００g
●ママ　子宮底の高さは約25～28cm

【赤ちゃんの状態】肺呼吸のトレーニングを開始

皮下脂肪が増えるとともに筋肉もさらに発達してくるので、しわが減って丸みを帯びた体になります。神経系や筋肉の働きが活発になり、よりいっそう動いて、ママのお腹を力強く蹴ることも増えてきます。同時に、細やかな手の動きもできるようになってきます。嗅覚や味覚も、さらに発達します。

また、この頃になると赤ちゃんは、出産後に行う肺呼吸に備えて、トレーニングを始めます。お腹の中の赤ちゃんは、胎盤を通じて酸素を含む血液を受け取っており、肺では呼吸していません。しかし、この世に産まれ出た瞬間に、空気中で生きるための肺呼吸を開始しなければなりません。お腹の赤ちゃんは羊水を吸って肺にため、横隔膜を上下させて呼吸に似た動き（呼吸様運動）を行い、肺呼吸の練習をするのです。超音波検査の画像で見ると、羊水を吸っては、横隔膜を上下させる動きを確認できる場合があります。

肺呼吸の練習に先立ち、消化や排泄の練習もしています。お腹の中の赤ちゃんは、誰に教わったわけでもないのに、産まれ出たあとに必要な消化や排泄、呼吸のトレーニングをして、着々と産まれる準備を整えているのです。

【ママの状態】便秘や痔に悩むことも多くなる

子宮底は、おへそとみぞおちの間くらいまで上がってきます。そこまで子宮が大きくなるため、内臓が圧迫されて息苦しさや、食べ物つかえる感じ、胸やけなどの不快症状が起こりやすくなります。また、ホルモンなどの影響から、乳首や外陰部などが黒ずむことが多くなります。

この月から妊娠後期に入り、子宮収縮がさらに活発になって、生理的なお腹の張りが起こることが増えてきます。平均すると、1日に少なくとも5回程度、お腹が張るようになってきます。少し長めに歩いたり、動き回ったりしたあとは、特にお腹が張りやすくなります。家にいるときにお腹の張りを感じたら、できるだけすぐ横になって少し休むようにすることが大切です。安静にしても頻繁に張る場合や、出血や痛みを伴う場合は産院に連絡したほうがよいです。妊娠中は、もともと便秘をしやすいのですが、その影響とともに、特に妊娠後期になると肛門もうっ血しやすく、痔に悩む人が増えてきます。妊娠中には多い悩みなので、恥ずかしがらずに産院で相談してみてほしいと思います。

野菜、豆類、きのこ、海藻類などで食物繊維をとって便秘の解消を図るとともに、適度な運動や入浴で血流を良くすると、痔の改善に役立ちます。

【生活上の注意・アドバイス】呼吸法の練習は「吐く」がポイント

24週以降からは通常、妊婦健診が2週間に1回になります。この時期、赤ちゃんの体重の増加分以上に、ママの体重が増えると、産道が狭くなって赤ちゃんが通りにくくなるのに加え、妊娠高血圧症候群（妊娠中毒症）のリスクも高まるので要注意です。目安として、1カ月に体重が2kg以上増加した場合は、これらの危険性を回避するため、食生活の指導を受けるとともに、ウォーキングなどを心掛けて体重コントロールに努めるとよいです。

また出産に備えて、呼吸法なども練習しておきたいものです。自然分娩では、できるだけリラックスしてお産に臨むのがポイントで、上手にリラックスできれば痛みも軽減できます。緊張をとるためにも、呼吸は重要です。

コツはシンプルに「意識的に息を吐く」ことを覚えておくと安心です。息は、吐いたら必ず次には吸うことになるので、吐くことだけ意識しておくのがコツです。逆に、吸うことを意識してしまうと、「過呼吸（過換気症候群）」に陥ることがあります。過呼吸とは、息を深く吸い過ぎることによって、血液が普段よりアルカリ性に傾き、動悸、めまい、呼吸困難、胸痛などを起こすものです。息を吐くことを意識した深い呼吸ができれば、過呼吸の危険を防ぎながら、落ちつきを取り戻し、リラックスするのに役立ちます。

なお、産院で父親学級や両親学級などが開催されていたら、パパは遅くとも30週くらいからは参加し、出産に関する理解を深めておいてほしいです。

妊娠後期　妊娠32～35週（9カ月）

多くの赤ちゃんは頭を下にして落ちつく時期

●赤ちゃん　約45cm・1800～2500g
●ママ　子宮底の高さは約32cm

【赤ちゃんの状態】20～30分間隔で寝たり起きたりする

多くの赤ちゃんは、頭を下にした「頭位」に落ちついてきます。逆子だった赤ちゃんが、この時期には自然に頭位になることも少なくありません。ある調査によれば、30週で頭位になっている赤ちゃんはおよそ85％ですが、34週頃には90％を超え、36週になると約95％と報告されています。

　逆子体操や医師による施術で頭位になるのを促すこともできるので、逆子のままこの時期を迎え、できれば頭位にして自然分娩で産みたいと思う人は、医師に相談してみるとよいです。ただ、胎盤の位置などの条件によっては、無理に頭位にしないで帝王切開を選択したほうが安全な場合もあります。個々のケースによって違うので、そういったことも含めて、よく医師と話してみることが望ましいです。

　赤ちゃんの全身に生えていた産毛は、この頃には薄くなってきて、肌はつやと弾力のあるピンク色になります。体は皮下脂肪が増えて丸みを帯び、かなり新生児に近い姿です。髪の毛が伸び、手足の爪も指先まで伸びます。赤ちゃんの内臓は、機能的にも充実してきます。臓器の中では最後のほうに発達した肺の機能も整い、ママのお腹から出ても、生きていける基本的な力がついてきます。音や外部からの刺激に反応し、快不快を表すようにもなります。超音波検査では、ほほえむような表情や、不快そうに顔をしかめる様子など見られることもあります。

妊娠中期までは、不規則に寝たり起きたりしていた赤ちゃんは、この時期には、20～30分周期で寝たり起きたりを繰り返すようになってきます。

ちなみに、この時期の赤ちゃんは1週間に１００～１５０ｇも成長するため、大きさには個人差があるのも特徴です。

【ママの状態】頻尿や尿漏れが起きてくることも

子宮がみぞおちのあたりまで上がってきて、胃や心臓、肺が圧迫されます。そのため、胸やけやつわりのときのようなむかつきが起きたり、食欲が落ちたり、息切れが強くなったりします。膀胱も圧迫されるので、頻尿や尿漏れが起きやすくなります。大きくなったお腹を支えなければならないので、腰痛や、足のつけ根のつっぱり感などが、さらに強くなったり、足がむくみやすくなったりします。眠りが浅くなり、寝つきにくくなることもあります。お腹が張る回数も増えてくるので、頻繁に張るときは、無理せず横になって休むことが大切です。

一方で、お産に向けて体力をつけることも大切な時期です。体調が良いときには、ストレッチやマタニティビクスをしたり、ウォーキングをしたりして、無理のない範囲で動くように心掛けるとよいです。

【生活上の注意・アドバイス】楽に寝やすい「シムス（シムズ）の体位」がおすすめ

胃もたれや胸やけなどの消化器症状があるときは、食事は小分けにしてとるとよいです。日中に休むときや就寝時は、「シムス（シムズ）の体位」と呼ばれる寝方をすると、楽になる場合があります。シムスの体位とは、体の左側を下にしてうつぶせぎみにした寝姿勢のことです。右足はつけ根と膝を曲げ、左足より前に出して安定させます。両足の間にはクッションをはさんだり、抱き枕を使ったりするとよいです。左側を下にするのは、そうすることで、体の右側にある大きな静脈（下大静脈）への圧迫を減らして、心臓にスムーズに血液を戻すのに役立つためです。また、胃液の逆流を防ぐためにも、この姿勢が良いといわれています。ただ、体の右側を下にしたほうが楽と感じるなら、もちろんそれでもかまいません。あお向けや、普通に横向きに寝るだけではつらいと感じるときには試してみてほしいと思います。

体調の良いときは、積極的にウォーキングなどを行うとよいです。私のクリニックでは、妊娠後期になったら、特に10カ月に入ったママには、「できれば1日1万歩歩いてください」と指導しています。10カ月に入って、急にそれだけ歩くのも難しいので、習慣づけながら、だんだん歩数を増やしていくのがおすすめです。ウォーキングの際は膝を痛めないように気をつけながら、腰を前方に出し、胸を張り、腕を振って歩くとよいです。

お産は、出産予定日に始まるとは限りません。10カ月以降はいつ始まってもおかしくないので、入院の準備などは遅くとも9カ月のうちにすませておくと安心です。この月の終わり、35週には、腹帯や骨盤ベルトをはずします。10カ月になると、赤ちゃんは、お産の準備として少し下がって骨盤内に入ってくるのですが、腹帯や骨盤ベルトをしたままだと、そのじゃまになるからです。

なお、仕事をしている妊婦は、妊娠34週（出産予定日の6週前）までには産休に入るように法律で決められています。

妊娠後期　妊娠36～40週以降（10カ月）

いよいよ産まれる赤ちゃんとご対面

●赤ちゃん　約50cm・3000g

●ママ　子宮底の高さは約32～34cm

【赤ちゃんの状態】産まれるときに備えてスタンバイ

内臓や筋肉などの機能は、9カ月までに比べて飛躍的に充実し、しっかり整ってきます。細菌などに対する抵抗力も備わって、ママのお腹から出て、外界で生活することが可能になります。

全身を覆っていた胎脂は少なくなり、皮下脂肪が増えてふっくらします。肌はきれいなピンク色になり、髪は2～3cm程度に伸びます。

お腹の中での位置は、通常、頭を下にしてママの骨盤内に下がってきます。背中を丸めてあごを胸につけ、手足を曲げて膝を引き寄せるような姿勢になり、それまでより動かなくなってきます。いよいよ産まれ出るときに備えて、スタンバイしている状態です。そのため、胎動が減って不安に感じるママもいますが、この時期に胎動が少なくなるのは自然な変化です。とはいえ、胎動がなくなるわけではなく、モゾモゾと動くように感じられることが多いものです。個人差があり、10カ月に入っても活動的な赤ちゃんもいます。

この時期は、いつ産まれてもおかしくない状態です。37～41週に生まれると、最も出産に適した時期のお産という意味で「正期産」と呼ばれます。赤ちゃんと会えるときが、もうすぐそこまできています。赤ちゃんとコミュニケーションをとりながら、そのときを楽しみに待ってほしいと思います。

【ママの状態】少し子宮が下がって胃などは楽に

みぞおちまで上がってきていた子宮底が、赤ちゃんが骨盤内に下がることにより、少し下がります。そのため、胃や心臓への圧迫は軽くなり、胃もたれや息切れなどは軽減することが多いものです。一方、下半身への圧迫が増すため、頻尿や便秘がひどくなったり、恥骨痛や足のつけ根のつっぱりが強くなったりしがちですが、これは正しい・うれしいサインです。恐れず嫌がらず、歩くことを続けて問題ありません。

出産が近づくと、少量の出血が見られることがあります。お産に備えて子宮口が開こうとした際、赤ちゃんを包んでいる卵膜の一部がはがれるために起こる出血で、「おしるし（産徴）」と呼ばれます。おしるしは、見られない人もいれば、お産まで何度か起こる人もおり、起こる時期にも個人差がありますが、一般的には、おしるしから1～2日で陣痛が起こることが多いです。それを踏まえて心の準備をしておくと安心です。おしるしは、粘液と混じった少量の出血です。万一、血液量が多い出血が起きたときは、おしるしとは違う異常な出血の可能性もあるので、早急に受診してほしいと思います。

本格的な陣痛が始まる前に、不規則な陣痛のようなお腹の張りと痛みが起こります。これを「前駆陣痛」といいます。不規則なうちは、まだ本当の陣痛ではありません。時間を計って、だいたい10分間隔で規則的に起こるようになったら、産院に連絡します（目安にする時間は産院によっても違います。事前に指導されていることに従ってほしいと思います）。経産婦の場合は、一気にお産が進むこともあるので、15分間隔くらいで連絡するようにいわれる場合もあります。本来は、陣痛が始まってから、赤ちゃんを包んでいる卵膜が破れて中の羊水が流れ出る「破水」が起こるのですが、なかには、陣痛より前に破水が見られることがあります。これを「前期破水」といい、そうなると間もなく陣痛が始まるので、すぐ産院に連絡する必要があります。

【生活上の注意・アドバイス】体調が許せば多く歩くのが安産の秘訣

36週以降からは通常、定期健診が1週間に1回になります。この時期になったら、体調を見ながら、できるだけ積極的に歩くことが望ましいです。私のクリニックでは、この時期には「1日1万歩の早歩き」をすすめています。そんなに歩くと良くないのではないかと思う人もいるようですが、特に体や妊娠状況に問題がなければ、実は多く歩くことこそ安産の秘訣です。距離や時間を守ることを目的として歩くのではなく、お腹の張りを出すために歩くのです。ですから「張ってきたから一休み」は正しくありません。たくさんお腹の張りを出すことで分娩準備が進み、分娩が楽になります。1日に1万歩歩くのはなかなか大変ですが、実行した妊婦は、だいたいスムーズな自然分娩が実現できます。

ただし、いつ前駆陣痛などが起きても対処できるように、万一のときはすぐ帰宅できる範囲で歩くべきです。スマホを携帯し、家族や産院にすぐ連絡できるようにしておくことも大事です。外出は、1時間以内に病院に行ける範囲にします。それ以上の遠出の必要があるときは、一人では行かずに、家族などに同行してもらうと安心です。

本格的な陣痛が始まっても、慌てる必要はありません。通常、陣痛が始まってから出産までは、初産婦で12～15時間、経産婦で5～7時間程度かかります。落ちついて連絡して指導を受け、適切な時期に産院に向かいます。前期破水があったら、適切な医学的対応が必要になるので、産院に連絡のうえで早めに行くべきです。

妊娠中に気をつけたいこと

私のクリニックに来る妊婦のなかにも、特に実家のお母さんのもとに里帰りしている人は、お母さんが「お腹の赤ちゃんの分まで食べさせてあげないと」と考えて、常にたっぷり過ぎるくらいの食事を用意されたというケースが少なくありません。しかし、妊娠中に太り過ぎると、いろいろな面で妊婦と赤ちゃんに良くありません。

●産道が狭くなる

妊娠中に太ると、赤ちゃんが産まれるときに通る産道にも脂肪がつきます。産道には、骨盤の真ん中を通る骨で囲まれた「骨産道」と、その内側にある「軟産道」があります。軟産道は、子宮頸部（子宮の出口付近の細い部分）、膣、外陰部からできています。つまり、硬い骨産道の内側に、膣などでできた柔らかい軟産道があり、そこを通って赤ちゃんが産まれてくるわけです。

その軟産道に余分な脂肪がつくと、狭い廊下を通るのに、クッションをいっぱい敷き詰められたような状態になり、赤ちゃんは大変な苦労をします。赤ちゃんは思うように動けなくなり、お産が長引きやすくなります。

赤ちゃんが通りにくいと陣痛を強くせざるを得ないので、陣痛促進剤の使用を余儀なくされたり、吸引器を使って赤ちゃんを引き出す吸引分娩や、鉗子（赤ちゃんの頭をはさむ医療器具）で赤ちゃんを引き出す鉗子分娩が必要になったり、最終的には緊急帝王切開を行わざるを得ないこともあります。

ちょっとした心掛けで防げたはずのママの肥満によってナチュラル出産が行えず、医学的処置が必要になってしまうのは残念なことです。赤ちゃんのためにも、自分の健康のためにも、妊娠中には太り過ぎないように、ぜひ気をつけてほしいと思います。

●会陰の傷が治りにくくなる

出産のときに、会陰が裂けそうになると、多くの場合、会陰切開を行います。会陰とは、膣と肛門の間にある3～5㎝程度の部分で、出産時、赤ちゃんの頭が通る際に、薄く引き伸ばされます。このとき、会陰の伸びが良ければ、そのまま赤ちゃんの頭が通過できますが、初産婦は特に伸び方が足りないと、通過時に裂けてしまうことがあります。

そのようにして裂けると傷の方向がばらばらで、くっついて治るのに時間がかかるため、一般には裂けそうになったところで切開します。脂肪分が多いと会陰切開した場合に、その傷がくっつきにくい傾向があります。治りが遅かったり、一度つきかけても傷口が開いたりすることもあります。

●妊娠高血圧症候群や妊娠糖尿病のリスクが高まる

妊娠中の肥満には、さらに深刻な弊害もあります。それは、妊娠高血圧症候群や妊娠糖尿病のリスクが高まることです。

・妊娠高血圧症候群

妊娠高血圧症候群は、妊娠中に高血圧が起きるもので、以前は「妊娠中毒症」と呼ばれていました。もともとは高血圧ではなかった人が、妊娠20週以降に高血圧になる「妊娠高血圧症」や、妊娠高血圧症に加えてたんぱく尿や腎臓障害などを起こす「妊娠高血圧腎症」があり、総称して妊娠高血圧症候群と呼んでいます。

重症になると、ママの血管系や肝臓、腎臓などに深刻な症状が見られるとともに、赤ちゃんの発育が悪くなる、妊娠中や分娩前に胎盤が子宮壁からはがれて赤ちゃんに酸素が届かなくなるなど、母子ともにたいへん危険な状態に陥ります。

原因やなりやすい条件として、もともと基礎疾患をもっている、家族に高血圧患者がいる、妊娠年齢が高い、双子など2人以上の赤ちゃんを妊娠していることなどとともに、肥満が挙げられています。

・妊娠糖尿病

妊娠糖尿病は、妊娠中に初めて見つかった糖代謝異常のことです。本格的な糖尿病ではなく高血糖を起こす状態のことですが、ママの体では妊娠高血圧症候群や血管障害、羊水量の異常などが起こり、早産などのリスクが高まります。赤ちゃんも、心臓の肥大、低血糖、発育遅延などのリスクが高まるほか、最悪の場合は胎児死亡も起こり得ます。

無事に出産になった場合でも、妊娠糖尿病があると赤ちゃんが大きくなり過ぎ、分娩時に赤ちゃんの肩が引っかかって難産になる「肩甲難産」のリスクが高まることが知られています。

もともと妊娠すると、血糖値が上がりやすくなる傾向があります。妊娠中は、胎盤からインスリン（血糖値を下げるホルモン）の働きを抑えるホルモンが出るためです。それに加えて肥満があると、妊娠糖尿病になるリスクが大幅に高まります。これは、妊娠前から肥満だった人も、妊娠中に急に太った人も同じです。ほかに、両親や祖父母に糖尿病患者がいる、妊娠年齢が高い、妊娠高血圧症候群なども、妊娠糖尿病のリスクを高める要因となります。

妊娠中は栄養素の吸収率が良くなる

このように、妊娠中の肥満は悪いことしか招きません。すべての妊婦に避けてほしいことの筆頭といってもよいと思います。

また妊娠中は栄養素の吸収率がアップするため、そこまで頑張って食事量を増やす必要はありません。基本的に、「妊娠中は太りやすくなっている」ということを踏まえて、日々の食生活を送ってほしいと思います。

厚生労働省の定めた「日本人の食事摂取基準（2020）では、エネルギー、たんぱく質、葉酸をはじめとする主なビタミン、鉄をはじめとする主なミネラルについて、妊娠・授乳期間の付加量が定められています。葉酸は、ビタミンB群の一種で、ホウレンソウなどの青菜に多いビタミンです。特に妊娠初期や妊娠の可能性がある女性は、妊娠初期に十分摂取することで、お腹の赤ちゃんの「神経管閉鎖障害（脳や脊髄などのもとになる神経管が正常に作られない先天異常）」が起こるリスクを低減できることが、多くの研究で報告されています。

ほかの多くのビタミン・ミネラルとたんぱく質も、妊娠・授乳期間には、一定量ずつ増やす必要があります（意外かもしれませんが、カルシウムは、妊娠中は吸収が高まるという理由で付加量は設定されていません）。ですから、野菜類、豆類、肉・魚・卵などはしっかりとって、たんぱく質やビタミン・ミネラルの摂取に努めることが大切です。同時に、砂糖やご飯、パン、麺類といった主食の主成分である糖質（炭水化物）や油脂は減らして、摂取エネルギーが増え過ぎないようにすることが大切です。

食事摂取基準では、妊娠中の摂取エネルギー量もある程度増やすように定めていますが、その量は、多くなる妊娠中期・後期でも、おおむね1～2割です。多くの妊婦は、それ以上に食べ過ぎていることが多いので要注意です。

もともとの体型による調整も必要

妊娠中に太ることも危険ですが、妊娠前から肥満体型の場合は、もっと危険性が高くなります。その場合は、妊娠中といえどもダイエットを意識する必要があります。たんぱく質やビタミン・ミネラルといった必要な栄養素はしっかりとりながら、糖質と脂質を極力減らしていかなければなりません。

私のクリニックでの食事は、私が「野菜とたんぱく質重視」と、常に言い続けていることもあって、メインは野菜です。たっぷりの野菜と必要なたんぱく源を中心にしているので、量的なボリュームがあっても太らなくてすみます。なお、妊娠中は、むくみや高血圧を防ぐために、塩分もとり過ぎないようにすることが大切です。

その一方、少数ながら逆のケースもあります。もともとかなりやせているにもかかわらず、妊娠中もダイエットと称して食事を極端に減らしたり、偏った食事をとったりするケースです。

赤ちゃんの心配よりも、むしろママ自身の体型を気にして産後に太りたくないという気持ちが強いようです。食事は必要最低限でよいというのは、このようなやせ過ぎのママには当てはまりません。普段よりしっかり食べて、栄養バランスにも気をつけ、適正な体重まで増やしてほしいと思います。

このように、もともとの体重や普段の食生活によっても、注意のポイントが違ってきます。やせ過ぎのママが「やっぱり妊娠中も食べないほうがいいんだ」と思い込んだり、肥満のママが「妊娠中のダイエットは良くないよね」と誤解したりすると、どちらもリスクが高くなります。ぜひバランス感覚をもって、適正な体重コントロールをしてほしいと思います。

入院前に準備しておきたいこと

自然分娩を予定していても、分娩時に緊急で帝王切開になる場合もあるので、爪の色が分かるようにネイルなどは落としておく必要があります。コンタクトレンズははずし、必要な場合はメガネを使用します。手術になった場合、電気メスを使うため、指輪などの金属を身につけていると火傷する危険性がありますので、すぐはずせるようにしておくべきです。

入院中、出産後から赤ちゃんのお世話をするので、爪は短く切り、長い髪の毛は結べるように、ヘアゴムやクリップを用意しておくとよいです。

36週を過ぎたら、いつ陣痛や破水があるか分かりません。急な入院に備えて、早めに準備をしておくことが大切です。次のようなものです。

●入院時に必要なもの

・書類など＝診察券、保険証、母子健康手帳、入院同意書、預かり証、立ち会い分娩同意書（実施している施設で希望する場合）、新生児聴覚検査受診票、体温チェック表など。

・身の回り品＝パジャマ（前開きのものが便利）、下着類（ショーツ、ワイヤーなしのブラジャーなど）、洗面用具、バスタオル、フェイスタオル、キャップ・ストロー付き容器、筆記用具、スリッパなど。

乳頭マッサージのすすめ

妊娠36～37週以降に乳頭マッサージをしておくと、産後の授乳の際に赤ちゃんが吸いやすくなったり、乳頭が傷つきにくくなったりする効果が期待できます。ただし、切迫早産の恐れがある場合は、乳頭を刺激することで早産が促される恐れがあるので、マッサージは行わないでください。

行う前に、爪は短く切り、手を清潔にします。入浴中や入浴後に行うのも良い方法です。基本的なやり方は次のとおりです。

①ベビーオイルや刺激の少ない植物性オイル（オリーブオイルなど）を乳輪

と乳頭に塗ります。

②親指と人差し指、中指の腹を乳輪の端に当てます。

③そのまま3本の指で、乳頭と乳輪を縦横につまんだり、押したり、もむようにしたりしてマッサージします。痛くない程度の力で行ってください。

④終わったら、ティッシュなどでオイルを軽く拭き取ります。

乳頭が落ち込んでいる陥没乳頭の場合、そのままでは赤ちゃんが吸いにくいのですが、仮性陥没乳頭と呼ばれる軽度のものでは、乳頭を突出させてやや引っ張るようにしてマッサージすることで、改善する場合があります。真性陥没乳頭と呼ばれる強度の場合は、マッサージだけでは改善しにくいので、医師や助産師に相談してみるとよいです。

妊娠中の検査・健診はこんなふうに行います

妊娠が確定すると、その後は出産まで、ママと赤ちゃんの状態を確認するために定期的に妊婦健診が行われます。そのなかで順次、必要な検査も行っていきます。健診の頻度は、産院の方針やママ、赤ちゃんの状態によっても違ってきますが、基本的な目安は次のとおりです。

●妊娠23週（6カ月）まで＝4週間に1回
●妊娠24〜35週（7〜9カ月）＝2週間に1回
●妊娠36週（10カ月）〜＝1週間に1回

ママや赤ちゃんの状態に気掛かりな点がある場合や、注意が必要な妊娠などの場合は、もっと短い間隔で健診を行うこともあります。

妊娠の全期を通じて、毎回の健診で、超音波検査、そのほかの必要な診察、尿検査、血圧測定、体重測定を行います。尿検査では、尿たんぱくや尿糖などを調べて、妊娠高血圧症候群や妊娠糖尿病などを早期発見できるようにします。

そのほか、時期に応じて次の検査を行います。

●妊娠初期に行う検査

・貧血

・梅毒
・Ｂ型肝炎／Ｃ型肝炎
・血液型
・風疹
・血糖値
・ＡＴＬ（成人Ｔ細胞白血病）
・ＨＩＶ（ヒト免疫不全ウイルス）
・子宮頸がん

●妊娠中期に行う検査

・クラミジア
・膣培養検査
・糖負荷試験
・貧血

●妊娠後期に行う検査

・膣培養検査

・貧血

・NST（ノンストレステスト）

妊娠中に起こり得る胎盤・臍帯・羊水のトラブル

妊娠中に、胎盤・臍帯・羊水のトラブルが見つかることがあります。あらかじめ産院で告げられている場合は、通常よりさらに無理を避けるようにし、もし気になることがあれば、早めに産院に相談するとよいです。

●胎盤のトラブル

・**前置胎盤**

通常は子宮の上部にある胎盤が、子宮の下部にあり、子宮口にかかっていたり、子宮口をふさいでいたりするのが前置胎盤です。通常、妊娠後期の30

週前後に、超音波検査で胎盤の位置を確認して診断されます。
前置胎盤のまま経膣分娩をしようとすると、胎盤のほうが先に出て赤ちゃんが危険にさらされるうえ、胎盤がはがれることで大出血を招く恐れがあるので、通常は予定帝王切開になります。

・常位胎盤早期剥離

通常、胎盤は、お産のとき、赤ちゃんが産まれたあとにはがれて出てきます。ところが、なんらかの原因で、お腹に赤ちゃんがいる状態で胎盤がはがれてしまうのが常位胎盤早期剥離です。お腹に赤ちゃんがいるのに胎盤がはがれてしまうと、赤ちゃんに酸素や栄養が送られなくなって危険な状況となり、かつ子宮内では胎盤がはがれたところから多量の出血が起こり、ママも危険にさらされます。妊娠高血圧症候群や子宮内の感染、腹部の外傷などがあると常位胎盤早期剥離のリスクが高まりますが、原因不明の場合もあります。

症状は突然の激しい腹痛、お腹の張り、出血などです。こうした症状が起きたら、救急車を呼んでただちに産院に行く必要があります。

●羊水のトラブル

・羊水過少

お腹の赤ちゃんが浸っている羊水は、胎盤で作られたものと赤ちゃんの尿などが混じってできていますが、妊娠中期以降になると、主成分は赤ちゃんの尿になります。

羊水は、妊娠30週頃まで増えていき、その後はやや減ってきます。最も多い時期で、７００〜８００ml程度です。その羊水の量が、１００ml以下の場合を「羊水過少」といい、超音波検査で診断されます。赤ちゃんの泌尿器に問題があって尿が少ないときや、卵膜が破れて羊水の一部が流れ出てしまったとき（前期破水）などに見られます。原因にもよりますが、比較的、危険性が少ないと判断されたら、安静にして経過を観察します。赤ちゃんの安全を重視して、お産を早める場合もあります。

・羊水過多

羊水の量が８００mlを超える場合には、羊水が多過ぎる「羊水過多」とされます。羊水過多では、ママのお腹が通常より大きくなって張りが強かったり、呼吸がつらくなったりすることがあります。

さまざまな原因が考えられ、例えばママに妊娠糖尿病があると、赤ちゃんの尿の産生量が増えて羊水過多になることがあります。また、赤ちゃんの消化管になんらかの問題があって、羊水をうまく飲み込めないために羊水が多くなる場合もあります。お腹が張りやすくなるので、早産などに注意して注意深く過ごすことが大切です。ママの動悸・息切れなどが強い場合には、羊水を抜く場合もあります。

●臍帯のトラブル

・臍帯付着部異常

臍帯は、赤ちゃんに酸素や栄養を送る大切なもので、通常は胎盤の中央についています。その臍帯が、通常とは違う位置についてしまうのが臍帯不着部異常です。

これには、臍帯が赤ちゃんを包んでいる卵膜についている「卵膜付着」や、胎盤の中央ではなく端についている「辺縁付着」があります。卵膜付着の場合、お腹の赤ちゃんが成長するにつれて、臍帯の血管が圧迫され、酸素や栄養が送られにくくなって、赤ちゃんに危険が及ぶ場合があります。医師が「このまま子宮内で育てるのは危険」と判断すれば、早めの出産を促す場合もあります。

辺縁付着は、あまり大きな問題を起こさず、無事に出産するケースが多いのですが、赤ちゃんが大きくなるにつれて、やはり臍帯が圧迫されることもあります。慎重に経過を見ながら、必要に応じて出産を早める場合もあります。

・臍帯巻絡

ママのお腹の中で、赤ちゃんの首や手足、胴などに臍帯が巻きついている状態を「臍帯巻絡」といいます。比較的よく見られ、特に赤ちゃんの首に臍帯が巻きつくケースは多く起こります。通常よりもへその緒が長かったり、お腹の中での赤ちゃんの動きが活発だったりすると起こりやすくなります。

妊娠期間中に、巻きついたり外れたりするのが普通なので、最終的な診断は出産の直前にくだされます。分娩前に行う検査としては超音波検査が挙げられます。臍帯巻絡であっても、分娩監視装置で赤ちゃんの心拍数を確認しながら、経膣分娩を進める場合が多いのですが、状況によっては危険を回避するために、吸引分娩や鉗子分娩、緊急帝王切開が行われることもあります。

妊娠中に重要なパパのアシスト

妊娠期間、約40週にわたる赤ちゃんの成長とママの体の変化、生活上のアドバイスなどを述べましたが、そのなかで、パパのアシストもたいへん重要です。具体的に何を頼みたいかは、その家庭で違ってくる点もあるでしょうが、一般的には、次のような面でママを助けてあげると、ママの心身の負担を減らして、結果的に赤ちゃんの環境を良くすることにもつながるはずです。

・妊娠した喜びを分かち合う

赤ちゃんができた喜びをしっかりママに伝え、妊娠期間をともに過ごしていく気持ちを表明することで、ママの心も明るくなり、不安を軽減できます。

・妊娠中のママの心身の変化を理解する

妊娠中に起きる変化について理解しておくことで、適切なサポートがしやすくなります。例えば、「妊娠初期のつわりについて知っておき、食事のサポートをする」、「中期から後期にかけての腰痛のときにマッサージをしてあげる」など、その都度、ママが必要な手助けをしてあげてほしいと思います。

・仕事や付き合いなどの予定を可能な範囲で調整

少しでも早く帰宅できるときはして、休日などの予定も調整し、できるだけママのサポートをすることが望ましいです。わずかな時間であっても、ママのため、２人の赤ちゃんのために調整してくれているという事実が、ママの気持ちの支えにもなります。

・できる範囲で家事をサポート

食器洗い、ゴミ捨て、お風呂洗い、買い物で重い荷物を持つ、できれば洗濯、掃除、料理など、時間とスキルが許す範囲で、家事をサポートしてほしいものです。

・無理のない範囲で一緒にお出かけする

妊娠中はストレスがたまります。休日などに、無理のないスケジュールと距離で、ゆっくり2人でお出かけすることは、ママにとっては何よりのストレス解消になるはずです。

・ママとともに胎動を確認して話しかける

赤ちゃんの胎動が感じられるようになったら、2人でゆっくり過ごす時間帯などには、パパもお腹に触れながら赤ちゃんに話しかけてみてほしいと思います。それによって、赤ちゃんに対する気持ちをママと共有できるとともに、パパとしての実感や自覚を強くすることができるはずです。

・出産のプロセスについて理解しておく

妊娠中期から後期に入ってきたら、産院などで開かれる両親学級にも出席し、出産のプロセスについても理解しておいてほしいものです。特に、立ち会い分娩をする場合は、そのように前もって知識を得ておくことで、より適切にママをサポートできます。

第 3 章

ベテラン産婦人科医が教える
出産のプロセスと心構え
ママの「産む力」と赤ちゃんの「産まれる力」を
引き出す最高のナチュラル出産とは

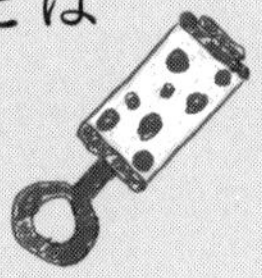

出産を選べる現代。自分はどんな出産をしたいのか

昔は、その地域で出産できる医療機関といえば、ある程度限られていました。今では、さまざまなタイプの産院があり、また、出産のやり方も自由に選ぶことができます。出産の方法は、まず大きく「経膣分娩」と「帝王切開分娩」に分かれます。

経膣分娩とは、赤ちゃんが産道を通って産まれてくる出産のことで、主に「自然分娩」と「無痛分娩・和痛分娩」に分けられます。

自然分娩とは、薬剤や器具、手術といった医療的な介入をしないで、陣痛が起きるのを待ち、自然に産道を通って赤ちゃんが産まれてくる出産です。ただし、自然分娩を進めるなかで、必要が生じて陣痛促進剤を使ったり、器具で赤ちゃんが出てくるのを助ける「吸引分娩」や「鉗子分娩」を行ったり

する場合もあります。

無痛分娩・和痛分娩は、麻酔薬を用いて、陣痛をやわらげて出産する方法です。無痛分娩・和痛分娩をほぼ同意語として用いる場合と、麻酔の量や使い方が比較的少ない場合を和痛分娩と呼ぶ場合があります。

このほか、あらかじめ出産日を決めておいて入院し、陣痛促進剤で人工的に陣痛を起こして出産することを「計画分娩」と呼びます。計画分娩で、かつ麻酔薬を使って無痛にする場合には、計画無痛分娩と呼ばれます。

帝王切開分娩は、ママのお腹を手術で切開して赤ちゃんを取り出す出産法で、いろいろな理由で経膣分娩ができない場合に選択されます。もともと経膣分娩ができないことがはっきりしていて、計画的に帝王切開をする場合を「予定帝王切開」、経膣分娩を予定していたものの、なんらかの理由でできなくなり、急きょ帝王切開に切り替える場合を「緊急帝王切開」といいます。

薬などの医学的処置を行わない「自然分娩」

文字どおり、自然に行う分娩のことです。特別な医学的な処置を行わず、自然に起こる陣痛を待ち、産道を通って赤ちゃんが産まれてきます。

陣痛というと、「痛み」の面ばかりが注目されがちですが、痛みを起こしているのは子宮の収縮であり、それは赤ちゃんを押し出す力です。そのようにしてママが赤ちゃんを押し出す力と、赤ちゃんの動きと、産道の状態という3つの要素が、うまく組み合わさって行われるのが自然分娩です。かつ、自然分娩とはいっても、出産中に万一のことがあった場合には、医学的な処置で陣痛を促進したり、場合によっては緊急帝王切開に切り替えたりもできることが、昔と今とでは違っています。それを考え合わせると、「古くて新しいお産」ともいえるかもしれません。

自然分娩のなかにも、妊娠中から出産に対するイメージトレーニングやリラックスする練習をしておく「ソフロロジー出産」、特別な呼吸法を練習しておく「ラマーズ法」、中国の気功の要素を取り入れた「リーブ法」、自由な姿勢で生む「アクティブバース」、温水の中でお産をする「水中出産」などがあります。

私のクリニックでは、希望する妊婦にはソフロロジーのＣＤなどを提供していますが、基本的には、シンプルな文字どおりの自然分娩を推奨し、サポートしています。さらに、妊婦が前向きに準備を進めて自然分娩に取り組み、パートナーや家族とも協力し合って行う自然分娩が、本書でいう「ナチュラル出産」です。

ママ、パパ、家族でつくり上げるナチュラル出産

私が推奨しているナチュラル出産は、単なる自然分娩とは違います。妊娠期間中から、より前向きに妊娠・出産について理解し、良いお産に向けて取り組み、ママとパパ、家族とでつくり上げていくお産を指しています。もちろん陣痛はありますが、比較的短時間でお産が終わるため、経験したママた

ちは、「そんなにつらくなかった」「赤ちゃんを押し出す力だと思うと前向きに頑張れた」「大きな達成感があった」と言います。

ナチュラル出産には、次のような大きな3つの特徴があります。

●できるだけ医療が介入しない

基本的な特徴としては、できるだけ医療が介入しないことです。この特徴は「自然分娩」と同じ意味なのですが、ナチュラル出産の場合は、「医療が介入しないで、いかに安全に良いお産を実現するか」に力点をおいています。

そのためには次のポイントが重要になります。

・妊娠期間中に体重コントロールをして太り過ぎないようにする。
・野菜とたんぱく源を中心にバランスの良い食事をとる。
・無理のない程度に適度な運動を心掛け、特に9～10カ月にはよく歩く。

もちろん私のクリニックでは、妊娠期間中、出産時ともに、万一のことがあってもすぐ対応できるように医療体制を整えています。しかし、妊娠の経過に問題がなく、かつこれらのポイントを心掛けたママの場合は、医療の介入を必要とすることはまれで、ほとんどは非常にスムーズなナチュラル出産を実現できます。

なぜ、私が医療の手を極力加えないナチュラル出産を推奨するかというと、いちばんの理由は、それが最も安全だからです。現在は医学の進歩によって、医療の手を加えた出産も可能で、安全に行えるようになりました。ママ・パパ・家族が前向きに準備をすることで、医療の介入を避けられるとすれば、そのほうがよいのはいうまでもありません。

●ママ・パパ・家族が主役

ナチュラル出産の2つめの特徴は、ママ・パパ・家族が主役の出産法だということです。医師や看護師、助産師から、指導やアドバイスは行いますが、それを受け身でとらえるのではなく、主体的に前向きにとらえてもらいます。

ウォーキングなどもそうですし、妊娠期間中に行う母親学級、両親学級に出て妊娠・出産の知識を備えたり、マタニティビクスに参加したり、母乳について学んだりしながら、出産に向けてアクティブに過ごすことで、ナチュラル出産は成り立ちます。

ママだけでなく、パパや家族と一丸となって取り組むことで、赤ちゃんを迎えた喜びを深く共有できます。また動画の記録もすてきですが、パパが実際にママの手を握り、腰をさすり、声を掛けてともに成し遂げた2人の分娩の体験のほうがはるかに貴重な思い出になるはずです。

●赤ちゃんの力を信じる

3つめの特徴は、「赤ちゃんの力を信じるお産」だということです。赤ちゃんはお母さんのお腹にいるときも、出産のときも、不思議と思えるほどの力をもっています。とてもか弱い存在ではあるのですが、自らすばらしい動きをして、出産直前になれば、正しい位置と姿勢でスタンバイをします。

いざお産が始まると、ママの陣痛の力を借りて、実にきめ細かい巧妙な動きをして産まれてくるのです。それほど、赤ちゃんの動きは完璧で、用意周到ともいえるほどです。その赤ちゃんを信じ、じゃまをしないようにして、安全なお産を実現するのも、ナチュラル出産の大きな特徴です。

自然分娩と無痛分娩のメリット・デメリット

出産する施設を選ぶのに先立って、まずは「自然分娩を選ぶべきか、無痛分娩を選ぶべきか」と迷うママは多いかと思います。私のクリニックでは無痛分娩は行っておらず、自然分娩をすすめていますが、自然分娩を絶対視しているわけでも、無痛分娩を否定しているわけでもありません。来院した妊婦でも、いろいろと話をしたうえで、無痛分娩を希望する妊婦には、適切な医療機関を紹介するようにしています。

それぞれのメリット・デメリットがありますので、それを踏まえて、自分に合う方法を選んでほしいと思います。

●自然分娩のメリット

・安全である

一般的な意味では、何も手を加えずに自然な流れにまかせる自然分娩は、問題のないお産であれば最も安全といえます。無痛分娩では分娩準備状況が進んでいなくても麻酔薬を使うため、陣痛が弱くなります。それにより陣痛促進剤も使うことが多く、非常にまれではあっても麻酔薬や陣痛促進剤によるさまざまなリスクが生じることがあります。

・ママや家族が主体的に取り組める

私たちが考えるナチュラル出産の一番のメリットはこれです。陣痛があるお産は、つらいからこそ、できるだけ短時間で赤ちゃんが産まれるように、妊娠中からさまざまな取り組みをしてもらいます。

その成果は着実に表れて、体重コントロールやよく歩くことなどに取り組んだママは、陣痛はあっても本当にスムーズに産まれることが多いのです。そのことは、産後の自信にもつながる達成感をもたらしてくれます。

・産後の自信や絆にもつながりやすい

自然分娩で産んだママは、「自分で頑張って産んだ」という意識が高い人が多く、そのことが産後に待っている育児への自信や積極性にもつながっていくように思います。また、パートナーや家族が協力し合って出産を体験するので、家族の絆も深まりやすいように感じます。

●自然分娩のデメリット

・痛みがある

陣痛という痛みがあるのが、自然分娩の最大のデメリットです。デメリットというより、自然であるからには仕方がない部分です。しかし、いろいろな取り組みによって、陣痛はある程度やわらげることができます。陣痛は赤ちゃんを押し出す力なので、そのように前向きにとらえることで、感じ方が変わってくることも多いものです。

・痛みに過敏な人の場合は危険性もある

痛みの感じ方、とらえ方は人によって大きく違います。なかには、陣痛に対して非常に大きな恐怖心を抱いたり、痛みに対して大声や悲鳴を発し、緊張を強めてしまったりする人もいます。子宮口全開大より前にいきみを加えてしまうと胎児は正常な回旋ができなくなりさらに分娩の進行が遅れてしまいます。妊娠中に、陣痛の役割を知ったり、やわらげるための取り組みをしたりしても、強い恐怖心が消えないような場合には、手を加えて無痛分娩などにしたほうが、かえって安全に分娩ができる場合もあります。

薬で痛みをやわらげる「無痛分娩・和痛分娩」

麻酔を使って陣痛の痛みをやわらげるお産です。和痛分娩は、無痛分娩とほぼ同じ意味で使う場合と、麻酔の量や使い方が少ないことをいう場合があり、明確な定義は定まっていません。ここでは以下、和痛分娩を含めて「無痛分娩」と呼びます。

無痛分娩には、全身麻酔をする方法と、下半身など必要な部位だけに麻酔をかける「区域麻酔」があります。全身麻酔には、麻酔薬を静脈に点滴する方法、筋肉注射する方法、吸入する方法などがあります。区域麻酔には、腰の背骨の硬膜外腔という隙間に麻酔薬を注入する「硬膜外麻酔」、同じく腰の背骨の脊髄くも膜下腔という隙間に麻酔薬を注入する「脊髄くも膜下麻酔」、骨盤内の臓器などを支配する陰部神経の近くに麻酔薬を注射する「陰部神経ブロック」などがあります。

このうち、現在、最も一般的に行われているのは、区域麻酔の一つである「硬膜外麻酔」を使う方法です。硬膜外麻酔に脊髄くも膜下麻酔を組み合わせたり、吸入による軽い全身麻酔を組み合わせたりするやり方もあります。

「無痛分娩」という名称から、まったく痛みがないと思う人もいるかもしれませんが、完全に痛みを感じないわけではありません。麻酔を注入する時期や量にもよりますが、陣痛の始まりの頃の痛み、そのあとの痛み、後陣痛の痛みなど、何割かは感じます。

無痛分娩は、欧米で発展してきた歴史があります。日本ではあまり普及してきませんでしたが、近年、増える傾向があります。麻酔の技術が進歩するとともに、「痛みを少なくして産めるのなら、そのほうがよい」という割り切った考え方の妊婦が増えてきたためかもしれません。

●無痛分娩のメリット

・痛みがやわらぐ

痛みに対して過敏な人や、大きな恐怖心を抱いている人では、麻酔で痛みをやわらげたほうが、お産の安全性を高めることにつながる場合があります。

・体の負担を軽減できる

心臓などの病気がある妊婦の場合には、自然分娩に比べて呼吸による負担をやわらげ、体の負担を軽くするために役立ちます。また、高血圧の妊婦では、血圧の上昇を抑える効果も期待できます。こうした病気をもっていなくても、体力の乏しい人であれば、無痛分娩によって、産後の体力が温存できたと感じることもあります。

●無痛分娩のデメリット

・お産の時間が長引く傾向がある

赤ちゃんが産まれるまでの時間が長くなりやすく、吸引分娩や鉗子分娩など、専用の器具を使って赤ちゃんが出てくるのを助ける必要が生じたり、陣痛促進剤を使う必要が出てくる確率が高くなったりします。

・麻酔薬によるなんらかの症状が出ることがある

産後、「足の力が入りにくい」「血圧が下がる」「排尿感が弱くなる」などの症状が出ることがあるほか、非常にまれですが、呼吸困難や意識障害などの重い症状が出る危険性があります。ごく低い確率とはいえ、このような危険性があることを踏まえ、希望する場合には、無痛分娩に多くの実績がある医療施設を選び、事前に十分に話を聞いて検討することが大切です。

器具で赤ちゃんが出るのを助ける「吸引分娩・鉗子分娩」

産道（子宮口や膣などの軟産道）が硬い場合や、肥満などによって狭くなっている場合、破水の異常、赤ちゃんが産道でうまく動けない（回旋異常）などで、分娩が進みにくくて時間がかかり、早く赤ちゃんを出さなければならないときには、吸引分娩や鉗子分娩が行われることがあります。

吸引分娩は、金属製またはシリコン製のお椀のようなカップがついた吸引器を使う方法です。お椀型の部分を赤ちゃんの頭につけ、中を陰圧にして吸い付けてから引き出します。鉗子分娩は、先が大きいヘラのような形になっているはさみ状の器具で、赤ちゃんの頭をはさんで引き出す方法です。どちらの場合も、ママの子宮収縮（陣痛）といきみに合わせて、ゆっくり引き出します。

吸引分娩のほうが引き出す力は穏やかで、赤ちゃんへの刺激も少ないのですが、より強い力で引き出す必要がある場合には鉗子分娩が行われることがあります。ただし、鉗子分娩のほうが医師の技術を必要とすることもあり、そのときの状況に応じて選択されます。

腹部を切開して赤ちゃんを取り出す「帝王切開」

さまざまな理由で経膣分娩が難しいと判断された場合には、ママの腹部を切開して赤ちゃんを取り出す帝王切開分娩が行われます。妊娠中から経膣分娩が難しい理由がはっきりしていて、計画的に行う「予定帝王切開」と、経膣分娩を進める途中で、帝王切開に切り替える「緊急帝王切開」があります。

●予定帝王切開の主な理由

・逆子（骨盤位）

赤ちゃんの頭が上に、足が下になる逆子では、そのまま経膣分娩をすると大きな頭が引っかかってしまい、危険な状態になる恐れが大きくなります。そのため、多くの場合、予定帝王切開となります（ただし、逆子は、出産の少し前、36週くらいまで治る可能性があるので、その頃まで様子を見て判断されます）。

・多胎妊娠

双子や三つ子など、2人以上の赤ちゃんの妊娠を多胎妊娠といいます。双子の場合は、赤ちゃんの大きさや位置によっては経腟分娩も可能ですが、多くの場合、母子の安全を考えて予定帝王切開になります。三つ子以上の多胎妊娠では、さらに経腟分娩を安全に行うことが難しくなるので、通常、予定帝王切開になります。

・前置胎盤

通常は子宮の上部にある胎盤が、子宮の下部にあるものです。そのまま経腟分娩をしようとすると、胎盤のほうが先に出て赤ちゃんが危険にさらされるうえ、胎盤がはがれることで大出血を招く恐れがあるため、予定帝王切開になります。

・児頭骨盤不均衡

赤ちゃんの頭の大きさに対して、ママの骨盤が狭かったり、骨盤の形に問題があったりして、赤ちゃんが骨盤内に下りてくることができず、お産のときに通ることもできないものを児頭骨盤不均衡といいます。通常は赤ちゃんの頭が骨盤内に下りてくる37週前後に下りてこない場合には、児頭骨盤不均衡を疑って検査をします。

実際にお産が始まってからでないと分からないこともあります。医師や助産師が注意深く進行状態を見ながら経腟分娩を進め、赤ちゃんの頭が骨盤の中に下がってこない場合には、緊急帝王切開に切り替えたりします。

このほか、以前に帝王切開を含めた子宮の手術をしたことがある場合や、妊娠高血圧症候群の場合、子宮筋腫がある場合などに、予定帝王切開が行われることがあります。

●緊急帝王切開の主な理由

・常位胎盤早期剥離

赤ちゃんがまだ子宮内にいる状態で、先に胎盤がはがれてしまうものです。

赤ちゃんもママも危険な状態になるため、緊急帝王切開が行われます。

・回旋異常

赤ちゃんは少しずつ向きを変えて回転しながら下りてきます。これを「回旋」といいますが、回旋がうまくいかないと、陣痛があってもなかなか赤ちゃんは下りてこられません。こうした回旋異常によってお産が長引き、赤ちゃんが危険と判断された場合には、緊急帝王切開が行われます。

・胎児機能不全

お産のときには、分娩監視装置という機器を用いて、お腹の中にいる赤ちゃんの心拍数をモニタリングします。その状況から見て、赤ちゃんが子宮の中で元気な状態でいるという確認がもてない場合を「胎児機能不全」と呼びます。その理由はさまざまで、胎盤や臍帯に異常がある場合や、陣痛が強過ぎる場合（過強陣痛）、子宮内の感染などが原因になる場合があります。

・遷延分娩

本来は、お産が進むにつれて陣痛が強くなり、子宮口が開くことで赤ちゃんが下りてくることができます。しかし、陣痛がなかなか強くならず、子宮口も開かずに、お産が長引く場合があります。これを「遷延分娩」と呼びます。予定帝王切開の対象になる場合の「児頭骨盤不均衡」は、遷延分娩の原因の一つになります。

ほかに、赤ちゃんの姿勢の異常や、陣痛が弱過ぎる（微弱陣痛）なども遷延分娩の原因になります。お産が長引いて、母子ともに負担が大きくなり、赤ちゃんに危険が生じると思われる場合には、緊急帝王切開が行われます。

・軟産道強靭

本来、お産のときには、子宮頸部、膣、外陰部からできている軟産道が柔らかく伸びるのですが、硬くて伸びが悪い場合があり、これを「軟産道強靭」といいます。子宮口がなかなか開かない場合には、風船状の器具などを子宮口に挿入して拡げ、お産を進める処置が行われる場合もあります。それらで効果がない場合、緊急帝王切開が行われることがあります。

・臍帯下垂・臍帯脱出

赤ちゃんが産まれるときには、赤ちゃんを包んでいる卵膜が破れて羊水が流れ出る「破水」が起こりますが、その破水前に臍帯が子宮口付近に下がるのが「臍帯下垂」、破水後に赤ちゃんより先に臍帯が出るのが「臍帯脱出」です。こうなると、赤ちゃんと産道の間に臍帯がはさまり、赤ちゃんに酸素が行かなくなってしまうため、緊急帝王切開の対象となります。

このほか、重症の子宮内感染がある場合や、なんらかの原因による出血がひどく、一刻も早く取り出さないと赤ちゃんやママに危険があるような場合などには、緊急帝王切開が行われます。

予定帝王切開も緊急帝王切開も、赤ちゃんとママの安全を第一に考えて行われる出産方法です。基本的には、その時点での最適な選択ですから、前向きにとらえるようにしてほしいと思います。予定帝王切開の場合は、前もって心配なことや気になることなどを、医師や助産師、看護師に尋ねておき、しっかり準備をして手術に臨むと安心です。

上手にリラックスすることで痛みはやわらぐ

陣痛は、赤ちゃんを押し出すための大切な力であることを理解するとともに、上手にリラックスすればやわらげることができます。普段、何の痛みでも同じですが、緊張していると、余計に痛みが強くなります。注射を打つときにも、カチカチに緊張していると痛みが強く感じられ、力が抜けているとそれほど感じないものです。リラックスする方法には、妊娠期間中から用意しておくものと、出産当日に行うものがあります。

●呼吸法

呼吸法といえば、「ヒッヒッフー」というラマーズ法を思い浮かべる人も多いかもしれません。しかし、複雑な呼吸法を練習していても、いざお産になると、頭では分かっているつもりでも実行できなくなり、パニックに陥ることが少なくありません。ですので、呼吸法は複雑なものではなく、シンプルに「とにかく意識的に深く息を吐く」ということを覚えて、日常生活のなかで練習しておくとよいです。痛いときは、息を止めるか、過呼吸になることが多いため、息を吐くように意識することで、落ちつきを取り戻すとともに、リラックスできて痛みを軽減するのに役立ちます。

呼吸がうまくいって気持ちに余裕が生まれれば、お産のときに看護師や助産師の声も耳に入りやすくなります。心配せず看護師や助産師の誘導に従ってほしいと思います。

●ウォーキング

妊娠後期の健診で、子宮口の準備が進んでいない人では9カ月くらいから、進んでいる人は10カ月に入ってから、積極的にウォーキングをすることで、お産がスムーズに進むようになります。そのためには、「1日に少なくとも6000歩、できれば1万歩くらい歩いてください」と、私のクリニックでは指導しています。それも、スポーツ感覚での早歩きを推奨しています（あくまでも問題のない正常なお産の場合です）。

ウォーキングをやりこむことで、十分なお腹の張りが得られ、子宮口が軟化し開きが進むとともに、産道も血行がよくなって柔軟になるので、痛みが軽減しながらも、お産の時間も短縮できることが多いのです。さらに足の筋肉がしっかりすることで分娩中に足がつることも防げます。

時には歩くコースを変えたり、遠くの店へのショッピングを兼ねて歩いたり、パパと一緒に楽しみながら歩いたりと変化をつけるのもよいと思います。

赤ちゃんを押し出すママの力「陣痛といきみ」

お産は、ママと赤ちゃんの動きや呼吸がうまく合わさったときに、スムーズに進んで痛みも軽くなります。つまり、産む力と産まれる力のコンビネーションが、何より重要なのです。陣痛という赤ちゃんを押し出す力が弱ければお産はうまくいきませんし、赤ちゃん自身が大き過ぎたり、位置や動きが悪かったり、また産道が硬かったり、狭かったりするとうまくいかないのです。

ママが赤ちゃんを押し出す力になるのが、子宮の収縮力で、その収縮によって起こるのが陣痛です。最初のうちは、不規則にお腹が痛くなったり、張ったりします。これは本格的な陣痛が始まる前の「前駆陣痛」と呼ばれます。規則的に、10分（経産婦は15分）間隔で痛みと張りが起こるようになったら、本物の陣痛で、ここからが分娩の開始となります。

陣痛はだんだん強くなるとともに、1回の持続時間が長く、間隔が短くなっていきます。頭を下にして骨盤内に入っていた赤ちゃんは、その陣痛（子宮収縮）の力に押されて、次第に下がってきます。そしてママと赤ちゃん自身の力の絶妙なコンビネーションで、かつ赤ちゃんの頭があたかも子宮口を押し開くツールのような役割も兼ねて、ゆっくりと、しかし着実に子宮口が開いていくのです。

さらに、陣痛に合わせて、ママがうまくいきむことで、お産が進み、赤ちゃんが出やすくなります。ただし、子宮口が全開になるまで（分娩第1期まで）

は、いきみたくなってもいきまないようにすることが大切です。子宮口が開ききる前にいきんでしまうと、産道を傷つけたり、胎児が正しい回旋を行えなくなることでお産の進行を妨げたりする恐れがあるためです。

しばらくはいろいろな方法でいきみを逃がし、助産師や看護師からゴーサインが出たところで、陣痛に合わせていきむようにします。

陣痛は、お産を進める重要な要素なので、それが弱い「微弱陣痛」の場合は、なかなかお産が進みません。そのため、微弱陣痛と診断されたときには、いろいろな方法で陣痛や子宮口の開きを促します。

その方法としては、陣痛促進剤の使用のほか、風船状の器具などを子宮口に挿入する方法、医師が内診をしながら、赤ちゃんを包んでいる卵膜を子宮壁から少しはがす「卵膜剥離」という方法などがあります。

また、子宮口がある程度開いて、陣痛も起こってはいるものの、その強さが不足していてお産が進まない場合には、医師が指や器具で卵膜を破って破水させる「人工破膜」という方法がとられることもあります。

赤ちゃんは巧妙なしくみと動きで産道を通る

赤ちゃんは、誰から教わったわけでもないのに、狭い産道を通り抜けるためのしくみを備えており、見事なまでの動きで産道を下りてきます。

お産が始まる前の赤ちゃんは、あごを引いて胸に近づけ、胸元で腕を組むようにし、足も折り曲げて縮こまった姿勢で頭を下にしています。つまり、体をコンパクトにして手足がじゃまにならないようにしながら、丸い頭を下にしてスムーズに出やすい状態でスタンバイしているのです。この状態から、ママの陣痛に押されて産道を下りてくるのですが、ただ押されるだけではありません。お産の進行に合わせて、体の向きを変え、最もスムーズに通れるように回転しながら出てくるのです。

赤ちゃんの頭で子宮口を押し広げること自体がママへの刺激となって、さらに軟産道が柔らかくなるとともに、陣痛が正常に増していくしくみです。

また、赤ちゃんの頭蓋骨は5つのパーツが組み合わせられてできており、狭い産道を通るときには、これが重なって頭が小さくなります。無事に産道を通り抜けたあとで、赤ちゃんの頭蓋骨の骨は、徐々に重なりがとれてもとに戻っていくのです。

　こうした赤ちゃんの動きを助けるのが、一緒に出てくる羊水です。通常、子宮口が全開になると同時に、赤ちゃんを包んでいる卵膜が破れて破水し、羊水が流れ出てきます。それが一種の潤滑液の働きをして、赤ちゃんを助けてくれるのです。ママの中で赤ちゃんを守ってきた羊水が、最後に赤ちゃんが産まれ出るときまで有効に働くわけで、本当によくできたしくみです。

　赤ちゃんに酸素や栄養を送る胎盤や臍帯は、正常な位置であれば、赤ちゃんが完全に産まれ出るまではがれたり、出てきたりすることなく、赤ちゃんが外界に出て肺呼吸に変わるまでその働きを全うします。

　こうした条件が一つでもそろわないと、つまり、赤ちゃんの姿勢や動き、胎盤や臍帯の位置などに異常があると、お産はうまくいかなくなります。その場合は、適切な医療的処置を行って、赤ちゃんの安全を第一に考えながらお産を進めます。

赤ちゃんには「産まれる力」が備わっている

お腹の中の赤ちゃんは、非力で受け身なだけの存在だと思われるかもしれませんが、実は、産まれ出るための力強さをきちんと備えています。

分娩になると、赤ちゃんは最適な方向に頭や体を回転させて、狭い産道を巧妙に通り抜けてきます。骨盤に合わせて頭を横向きに入れたあと、そのあとの出口に合わせて頭を縦向きに戻し、頭が出たあとは肩を出すために再び横向きに戻るのです。

このように赤ちゃんが上手に回転しているときに、タイミング悪くいきみ出したりすると、回り方を間違えてしまうことがあります。これを回旋異常といい、赤ちゃんがそのまま出てくることができなくなって、吸引分娩、鉗子分娩や帝王切開を余儀なくされることもあります。深く吐く呼吸などで、痛みやいきみを逃がしながら、適切なときにいきむということは、赤ちゃんの動きを妨げないためにも大切なのです。

産道の大きさ、伸び、柔らかさも大事な要素

赤ちゃんは、子宮の中から、子宮口、膣、外陰部を通って産まれてきます。この通り道は「軟産道」と呼ばれます。文字どおり柔らかい道で、お産が近づくと、ホルモンの作用などによって、子宮口が開き、膣などは柔らかく伸びて赤ちゃんが通りやすくなるしくみが備わっています。

軟産道の外側は骨盤に囲まれていて、これを「骨産道」といいます。この2つからなる狭い産道を、赤ちゃんは巧妙に通り抜けて産まれてきます。骨産道が赤ちゃんの頭に対して狭かったり（児頭骨盤不均衡）、軟産道が非常に硬くて伸びが悪かったり（軟産道強靭）すると、お産は進まなくなります。

骨盤の大きさが赤ちゃんの頭より小さいとか、骨盤の変形によってうまく通れないといった骨産道の問題は、どうしようもない部分があり、事前に検査をして対処しなければなりません。

しかし、軟産道の伸びや柔らかさは、妊娠中のママの努力で良くすること

ができます。これには、妊娠後期、特に9カ月、10カ月になった頃に、努めてよく歩くようにすれば、よく伸びる柔らかい軟産道をつくるために役立ちます。切迫早産などの恐れがない場合は、よく歩いて軟産道を柔らかくしておくとよいです。

希望するお産の形に合う施設を選ぶ

出産方法とともに、出産する施設も自由に選べる時代です。出産できる主な施設には、次のようなところがあります。

①総合病院

産科以外にも多数の診察科がそろっている大きな病院で、公立病院や地域の基幹病院などがこれに当たります。医師や看護師の数、ベッド数などの設備が充実しているうえ、ほかの診療科と連携した診療が受けられます。

特に、もともと持病がある妊婦、問題のある妊娠などのケースでは、総合病院を選ぶと、安心感が大きくなるかと思います。内科や小児科も併設されていることが多いので、分娩時や出産後に何かあったときにも、対応してもらいやすいのがメリットです。

一方で、担当医制をとっているかどうかにもよりますが、特定の医師に経過と出産を続けて診てもらうのは、比較的難しい場合が多いです。

②大学病院

大学病院は、一般に先進技術や最新の設備が整っており、医師や看護師の数、ベッド数なども多いのが特徴です。高度な医療を受けることができるので、とりわけ難しい問題があるお産などの場合は安心できると思います。赤ちゃんになんらかの問題があるときなどにも、迅速に対応してもらいやすいのがメリットです。

一方で、健診の待ち時間が長くなりやすいのが難点です。医師が多忙な場合が多く、診察時にゆっくりといろいろなことを聞きにくい場合もあります。

③産科専門病院・クリニック

産科（産婦人科）専門の病院やクリニックです。病院とクリニック（医院、診療所）の違いは、入院患者用のベッドが20床以上あるのが病院で、それ未満の場合はクリニックと法律で決められています。産科病院も産科クリニックも、その定義のなかで、さまざまな規模の施設が存在します。専門の病院やクリニックであるため、妊娠・出産に関して経験豊富な医師、看護師、助産師などのスタッフがそろっていることが比較的多いです。

また、総合病院や大学病院に比べると、決まったかかりつけ医に妊娠の経過、出産ともに診てもらえることが多くなります。そのため、医師と信頼関係を築いて、相談などもしやすいのがメリットです。母親学級、両親学級、そのほかのマタニティ教室なども充実していることが多いのも特徴です。一方で、産婦人科専門で、ほかの科は併設していないため、妊婦に合併症や持病があるときには、ほかの医療機関にも同時に通院する必要が出てくる場合もあります。

④助産院

助産院は、多くの場合、助産師が個人で開業している産科施設です。助産師の指導によって妊娠期間を過ごし、妊婦健診も受けます。通常、妊娠期間中に何度かは、提携の医療機関などでも健診を受け、問題のないお産であれば、そのまま助産院で出産できます。

アットホームな雰囲気で、昔ながらの自然な形のお産ができるのがメリットです。例えば、自由な姿勢で産むフリースタイルのお産や、家族の立ち会いなど、妊婦が望むスタイルのお産について、相談に乗ってもらいやすいのも助産院のメリットといえます。

また、助産師は母乳育児や乳房のケアも専門としているので、母乳や乳房に関する相談に乗ってもらったり、マッサージなどのケアや指導を受けたりできるのも助産院の魅力です。

一方で、助産師は医療行為を行えないため、なんらかの問題があって医療的な処置が必要な妊婦、合併症がある妊婦などは、助産院では扱ってもらえません。健康な妊婦、問題のない妊娠のみ、助産院での出産が可能になります。

逆子や多胎妊娠（双子や三つ子など）、帝王切開の経験者、胎盤の位置に問題がある場合なども、助産院での出産はできません。それまでは問題がなくても、万一、妊娠中や出産前後になんらかの医学的なトラブルが生じたら、提携の医療機関に緊急搬送されての対処が必要になります。

それぞれの産科施設に特徴があるので、自分や家族の希望と考え合わせながら検討してみるとよいです。ちなみに私のクリニックでは、産婦人科、内科、小児科があり、妊娠前から出産後までのママや、産まれた赤ちゃんの診療も行っています。

入院からお産の開始までに行うこと

入院してから分娩までにすることや順番は、病院によっても違いますが、だいたいの流れは同じです。不明な点や不安なことは、事前に産院に確認し、心身の準備を整えて入院したいものです。

①診察を受ける

これまで受けていた診察と同じように、血圧、体重、尿検査などを受けます。また、内診で子宮口の開き方などを確認し、破水などの状況も調べます。

②排尿と排便をすませる

便や尿がたまっていると、赤ちゃんが産道を進む妨げになる場合があるので、できるだけ排尿や排便をすませます。産院によっては、浣腸や導尿を行う場合もあります。

③陣痛室に入る

子宮口が全開になるまで、陣痛室で過ごします。ここで過ごす時間は、初産婦で平均10～12時間、経産婦でも4～6時間と長いので、できるだけリラックスして過ごします。

この間に、赤ちゃんの心拍数と子宮収縮の状態を診るため、分娩監視装置をつけて検査します。通常、40～60分程度でいったんはずすことが多いのですが、必要があれば、もっと長い時間つけたり、何度かつけたりする場合もあります。

④分娩室に移動

子宮口が全開になったタイミングで分娩室に入ります。分娩台に乗り、分娩監視装置をつけて、いよいよ出産となります。

知っておきたい自然分娩のプロセス

【分娩第1期：開口期】

陣痛開始から子宮口全開まで

目安時間＝初産婦：10～12時間、経産婦：4～6時間

●お産の進み方

不規則だったお腹の張り（子宮収縮）が規則的になり、10～15分おきになれば本格的な陣痛で、お産の始まりです。次第に収縮の間隔が短くなり、収縮時間が長くなってきます。この子宮が収縮する力と、それを受ける赤ちゃん側の力とで、だんだん子宮口が押し広げられてきます。

子宮口が10～12㎝くらいになると全開で、赤ちゃんの頭が通れるようになります。ちょうど子宮口が全開になった頃、赤ちゃんを包んでいる卵膜が破れて、羊水が流れ出す破水が起こります（前期破水である程度羊水が出ていた場合でも、残っている羊水が出てきます）。流れ出た羊水は、赤ちゃんが出てくるのを助けるための潤滑液の働きもします。

●赤ちゃん

お産が始まる前、赤ちゃんはママの背中のほうを向き、顔と体を少し左右どちらかに傾けています。お産が始まると、ママの子宮収縮の力に押されるようにして、頭を横向きにして骨盤内に入ります。このとき、後ろを向いていた顔を横に向けることを「第1回旋」といいます。赤ちゃんの1回目の回転という意味です。頭を横向きにするのは、骨盤の形が横向きに長い楕円形だからです。赤ちゃんの頭は縦長なので、少しでも通りやすいように、骨盤には横向きになって入るのです。

ママの陣痛の間隔が数分から2～3分おきになってくる頃、赤ちゃんは開いてきた子宮口に向かって少しずつ下がるとともに、ママの背中に向くように回転し始めます。これを「第2回旋」といいます。

ママの膣と外陰部は体に対して縦長なので、今度はそれに合うように頭を縦に向け始めるのです。このとき、赤ちゃんの頭蓋骨は5つの部分が重なり合って小さくなっています。やがて、子宮口が10～12㎝の全開になると、破水が起こります。

●ママ

分娩第1期は、特に初産婦にとっては時間がかかるため、まずはリラックスして過ごしてほしいと思います。初めから緊張して身構えていると、疲れてお産を乗り切れなくなる恐れがあります。陣痛の合間には、できるだけ横になって休憩し、とれるなら食事をとったり、うとうとしているようなら眠ったりして体力を温存しておきましょう。

陣痛の間隔が次第に短くなり、痛みも強くなるにつれて、息を止めたくなったり、いきみたくなったりしますが、息を止めずにゆっくり深く息を吐き、いきみを逃がすようにしましょう。息を吐くことに集中すると、いきみを逃がしやすくなります。

また、助産師やパパなどに、肛門を圧迫してもらうと、いきみを逃がしやすくなる場合があります。テニスボールを肛門に当てて、上から座る方法でも、同じ効果が得られます。

陣痛の間隔が2〜3分程度になり、子宮口が最大になる少し前の頃が、最もつらい時期です。いろいろな座り方をしたり、四つんばいになったり、布団やクッションなどに抱きついたり、パパにもたれかかったりしてみて、できるだけ痛みが楽になっていきみを逃がしやすい姿勢を見つけるとよいです。パパに、腰や背中を強めにマッサージしてもらうのもいいと思います。

子宮口が最大になったら、通常、分娩室に移動して分娩台に乗り、分娩監視装置をつけます。

【分娩第2期：娩出期】

子宮口全開から赤ちゃん誕生まで

目安時間＝初産婦：2～3時間、経産婦：1時間前後

●お産の進み方

子宮口が全開になるとともに破水すると、赤ちゃんがママの恥骨のところまで下りてきます。その後、陣痛のたびに赤ちゃんの頭が見え隠れするようになり（「排臨」といいます）、さらには、赤ちゃんの頭が見えたままになります（「発露」といいます）。頭から顔、肩が一方ずつ出てきたあと、全身が出て、ついに赤ちゃんの誕生となります。

●赤ちゃん

赤ちゃんは、ママの子宮収縮に押されて、頭で子宮口を押し広げ、ママの背中側を向くように体の位置を変えながら産道を下り、ママの恥骨のところまで下がってきます。これを「第3回旋」といいます。

赤ちゃんの頭に恥骨が当たったときから、赤ちゃんは徐々にあごを上げ始めます。この頃には、陣痛に合わせて、赤ちゃんの頭が見え隠れします。さ

らに赤ちゃんがあごを上げながら下がると、赤ちゃんの頭が見えたままの状態になります。頭が完全に出たあと、赤ちゃんは一方ずつ肩を出すために、再び横向きになります。これを「第4回旋」といいます。肩が一方ずつ出たあと、胴、足が出てきます。

産まれ出るとすぐ、赤ちゃんは大きな声で泣きます。それによって肺をふくらませ、肺呼吸を開始するのです。

●ママ

分娩第2期になったら、看護師や助産師から「いきんで」という指示が出ます。陣痛に合わせて、タイミングよくいきみます。背中を反らさずにあごを引き、口を閉じて、肛門の方向に腹圧をかけていきむのがコツです。

陣痛の合間は息を止めずに深い呼吸をし、陣痛がきたら波に合わせていきむようにします。赤ちゃんの頭が出たあとは、浅い呼吸に変えますが、タイミングは看護師や助産師が指示してくれるので安心してほしいと思います。

【分娩第3期：後産期】

胎盤が出るまで

目安時間＝初産婦・経産婦とも10～30分

●お産の進み方

赤ちゃんの誕生後、胎盤が出てきます。これを後産といいます。赤ちゃんが産まれると、急速に子宮が収縮して小さくなるため、子宮壁についていた胎盤がはがれて、出血とともに押し出されてきます。

●赤ちゃん

赤ちゃんとママを結んでいたへその緒は、胎盤がはがれると、やがてその中を通っていた血管の脈拍が止まります。そうなったら、へその緒を縛って、胎盤と赤ちゃんを切り離します。その後、赤ちゃんは健康チェックや体の測定などを受けます。

●ママ

後産が終わるまではそのままの姿勢を保ちます。全身の力を抜いてゆったりしていると、後陣痛と呼ばれる軽い痛みが起こります。看護師や助産師の指示で軽くいきむと、胎盤が出てきます。

会陰切開をしたとき、もしくは会陰裂傷があったときは縫合します。子宮内や体のチェックを終えたあと、産まれたばかりの赤ちゃんとご対面です。

お産直後の過ごし方

一般的には産後、そのまま分娩室で2時間ほど安静にして過ごします。後産が終わり、胎盤がはがれたときに切れた血管から出血しますが、通常は子宮が急速に縮むことによって出血が止まります。このとき、子宮の収縮状態が良くないと出血が続いてしまう場合もあるため、安静にして経過を見ます。

子宮が問題なく収縮し、出血が止まったことが確認されたのち、病室に戻ります。戻ってからも、数時間は安静にします。食事と睡眠をしっかりとって、体力の回復を図ります。

出産の直後は、膀胱や尿道などが強く圧迫された影響から、「排尿したいのに尿が出ない」「尿意を感じない」などの排尿障害が起こる場合があります。その場合は、看護師などに申し出て、導尿などの処置をしてもらうとよいです。尿漏れが起こることもあり、これについては一時的なもので治る場合もありますが、続くケースもあります。膣や肛門をキュッと締めるようにする産褥体操を行うと、尿漏れの回復を促すのに役立ちます。ある程度の体の回復を待ってから、行うとよいです。

お産のあとは、痔になってしまうこともあります。その場合も、申し出て治療を受けます。子宮は出産直後に急速に縮み、短時間で子どもの頭ぐらいの大きさになります。その後も、どんどん収縮して、もとの鶏卵大の大きさに近づいていきます。この収縮のために腹痛を感じることがありますが、この痛みは順調に回復している証拠です。ただし、痛みがひどくてつらいときは、看護婦や助産師に相談してみるとよいです。一般的に、自然分娩の場合は、出産日を含めて5日目に退院というスケジュールが多いものです。

無痛分娩のプロセス

無痛分娩のやり方にもいくつかのパターンがありますが、ここでは最も多く行われている硬膜外麻酔による無痛分娩の例を挙げます。同じ硬膜外麻酔を使う無痛分娩でも、自然に陣痛が強まるのを待ってから麻酔を使用する場合や、当初から陣痛促進剤などを使う場合などがあります。

①入院と準備

当初は自然分娩と同じように、陣痛が始まったら（痛みと張りが規則正しく10～15分間隔になったら）産院に連絡をし、指示に従って入院します。分娩監視装置をつけ、心電図、血圧計などを装着し、薬剤の投与の必要が生じたときに備えて、血流の確保のために点滴をします。

②麻酔薬の注入口を確保

ベッドの上で横向きに寝て、腰を丸くする姿勢をとります。消毒後、腰の高さの背骨の硬膜外という部分に、まず細い針で局所麻酔薬を注射します。これは太い針を刺すための麻酔です。そのうえでガイドになる太めの針（穿刺針）を刺し、その中にカテーテル（医療用の細い管）を挿入します。カテーテルが正しい位置（硬膜外）に入っていることを確認したあと、針は抜いてカテーテルは留置し、背中に固定します。このカテーテルは柔らかい素材でできていますので、以後はある程度、姿勢を変えたりすることも可能です。本格的な麻酔の前に、テストのための麻酔薬を注入し、異常や副作用が起きないことを確かめます。

③分娩開始と麻酔薬の注入

陣痛が強くなってきて、お産が始まったところで、先ほど留置しておいたカテーテルから麻酔薬を注入します。麻酔薬は、初めに少量入れ、問題になる症状などが起きないことを確かめながら、適切な量まで増やしていきます。

麻酔薬を自動ポンプで持続注入し、適切な量の麻酔薬を使いながら、お産を進めていきます。一般に無痛分娩でも、いきむことは必要です。タイミングをつかむのが難しい場合もありますが、医師や看護師、助産師の指示に従っていきむと安心です。陣痛が弱いと思われるときは、必要に応じて陣痛促進剤を用いて陣痛を強めます。

④出産

その後、お産が進むのを待ちます。無痛分娩でも、お産が進むのを待つ時間は自然分娩と同じで、初産婦では10時間、経産婦でも数時間かかります。痛みは緩和されていますが、その後のプロセスは自然分娩と同じで、子宮口が最大になった頃に破水し、赤ちゃんの誕生となります。

⑤産後

産後2時間ほどで麻酔が切れてきますが、しばらくは足のしびれなどが残る場合もあります。麻酔が切れたあとは、まったく痛くなかったという人や、後陣痛や会陰切開の痛みなどは強く感じたという人などさまざまです。無痛分娩の場合も、自然分娩と同じく、出産日を含めて5日目に退院となるのが一般的です。

帝王切開分娩のプロセス

帝王切開分娩では、ママのお腹と子宮壁を切開して赤ちゃんや胎盤を取り出し、その後、傷を縫合します。予定帝王切開では、通常38週頃に手術が予定されることが多いものです。手術そのものは基本的に安全で、脊椎麻酔か全身麻酔がかけられるため、痛みを感じることもありません。

①入院・準備

一般に、手術の予定日の前日から入院して手術の準備を行います。同意書の確認や手術に関する説明などを受け、血圧や心電図などをチェックします。分娩監視装置をつけて赤ちゃんの状態をモニタリングします。夕食後は、手術に備えて絶食となります。

②手術・出産

手術着に着替えて手術室へ入り、分娩監視装置をつけ、血流確保のための点滴を行います。

硬膜外麻酔や脊髄くも膜下麻酔などの区域麻酔を行うのが一般的です。緊急帝王切開の場合は、全身麻酔を行う場合もあります。麻酔が効くのを待ってから、手術の開始となります。帝王切開には、下腹部の中央を縦に切る「縦切開」と横に切る「横切開」という2種類の切り方があり、それぞれにメリット・デメリットがあります。腹部の筋肉や腱が縦に走行しているため、縦切開のほうが出血は少なめで傷の回復が早い半面、傷あとが目立ちやすいというデメリットがあります。一方、横切開は恥毛のすぐ上を切るため、傷あとが目立ちにくいというメリットがある半面、手術に時間がかかり、縦切開に比べると傷の回復に時間がかかるというデメリットがあります。

また、横切開は、縦切開に比べて術後の癒着が起こるリスクが高いともいわれています。癒着が起きると、次回の妊娠・出産に影響を与えてしまう場合もあるため、次回の妊娠・出産を希望する場合は、縦切開を推奨するという考え方もあります。

手術前に、その産院ではどちらの方法を用いているのか、希望は聞いてもらえるのかなどを、よく確かめておくことが大切です。なお、どちらの方法で腹部を切開した場合も、通常、子宮は下のほうを横切開します。切開したら、赤ちゃんを取り出し、無事に出産となります。その後、胎盤や臍帯を取り出し、きれいにしてから傷を縫合します。子宮の切開部分はあとで溶けて吸収される糸で縫合します。お腹の切開部分は、通常の糸で縫合してから抜糸する場合と、こちらも溶ける糸で縫合する場合、医療用ステープラー（ホチキスのような器具）で閉じる場合など、施設によって違いがあります。最近では、手術跡を目立ちにくくするテープを使うことも増えています。手術時間は状況によって変わりますが、開始から終了まで、平均40～60分、麻酔を行う時間を入れても2時間以内に終わるのが一般的です。

③産後

産後は赤ちゃんと対面できますが、手術当日は、通常、ベッドで安静に過ごします。翌日からは、ママの状態にもよりますが、回復を促すために、可能であればトイレなどには歩いて行くことがすすめられます。その後、血液検査や尿検査、内診などの検査を行います。入院日数は経膣分娩よりも長めで、多くは7～10日間程度、場合によってはそれ以上となります。

産後に必要なパパのアシスト

産後も、パパが活躍できることはたくさんあります。体力を使って出産を終えたばかりで、しかも慣れない授乳や育児を開始したママに代わって、できるだけ次のようなことを行ってほしいと思います。

●産後の手続きなど

入院費の支払い、赤ちゃんの出生届の提出（出産日を含め14日以内）、児童手当の申請（出産後15日以内）、赤ちゃんの健康保険証と乳幼児医療費助成金の申請（1カ月健診まで）、出産育児一時金の申請（出産日の翌日から2年間）などの手続きです。不明な点は市区町村の役所に問い合わせて、これらの提出や申請を行ってほしいと思います。

●赤ちゃんを迎える用意、赤ちゃん用品の買い出し

必要なベビー服やベッドなどは、事前にそろえているとしても、ママの入院中に、すぐに赤ちゃんを迎え入れられるようにしておきます。また、おむつやミルクなどの消耗品はどんどんなくなります。ママと赤ちゃんの退院後には、必要に応じて仕事の帰りなどに買うようにします。

●赤ちゃんの夜泣きの対応

出産の疲れが残っているうえに、慣れない授乳などでへとへとに疲れているときに夜泣きをされるとママのほうが泣きたくなります。母乳育児の場合、授乳はママにしかできませんが、泣いている赤ちゃんを抱っこしてくれるだけでも、ママにとってはとてもありがたいものです。

●できる範囲の家事・育児

パパも会社勤めをしながら、それほど多くの家事はできないでしょうが、できる範囲だけでも買い物や料理、洗濯、掃除などをやってくれれば、ママの心身も楽になります。産後しばらくは、手抜きでよいのです。出来合いのお惣菜を買ってきたり、出前をとったりしてもよいと思います。

また、家にいる時間帯や休日だけでも、おむつ替えや沐浴、抱っこ、ミルクを使っているなら授乳などを積極的に行ってほしいと思います。2人で力を合わせて乗り切るという姿勢を示してくれるだけでも、ママには大きな支えになります。

ナチュラル出産は新しい家族のスタート

出産を目指して妊娠期間を過ごしていると、出産がゴールだと思えてきます。確かに、赤ちゃんがこの世に産まれ出てくる出産は、とても大きな出来事ですが、実はゴールというより、赤ちゃんと家族の生活の始まりです。

産まれたばかりの赤ちゃんのお世話は、とても大変ですし、ママ一人で乗り切れるものでもありません。パートナーであるパパをはじめ、同居の家族や近くにいる家族、たとえ離れて暮らしていても、精神的な支えになる家族など、みんなで乗り切っていく必要があります。

出産のときには、パパや家族の励ましが、大きくものをいいます。パパがそばにいてくれ、腰のマッサージなどをしてくれればベストですが、たとえオンラインでの立ち会いであっても、あるいは電話だけでも、ママを励ます家族の声や思いは、大きな力になります。

出産のプロである医師や看護師、助産師にも与えられない安心感が、家族なら与えられるのです。このようにして、家族でつくり上げるナチュラル出産を経て、新しい家族としての赤ちゃんを迎えることで、家族の絆や結束力はいっそう深まります。

パパも大切な主役です

「お産のとき、男の自分にできることはあまりない」パパのなかには、そう思う人もいるようですが、まったくそんなことはありません。ナチュラル出産では、パパも大切な主役なのです。出産のとき、パパにできることはいろいろあります。

●ママの気を紛らわせる

自然分娩では、痛みに対して気持ちが全力で向かわないように、ちょっとしたことでも気を紛らわせることが、とても重要です。特別なことでなくてかまいません。背中や腰をさすりながら「大丈夫？」「頑張ろうね」と、声を掛けるだけでもよいのです。それだけでも、ママにとっては大きな安心感につながりますし、「気にかけてくれている」という気持ちが、リラックスにもつながります。

実際の痛み以上に、「一人で頑張っている」という孤独感がママのつらさを増加させるので、「そばにいるからね」「何でも言って」と、たくさん話しかけてあげてほしいと思います。まだパパが到着していないときにも、できれば電話で、その時の状況を聞くとか、体調について聞くなどすれば、ママの心の大きな支えになります。

●腰のマッサージ

お産中に、パパが腰のマッサージをしてくれることも、ママの心身を楽にするのに効果的です。陣痛は、子宮収縮によってお腹の中で起こる痛みですが、同時に腰もかなり痛く、重くなります。そこをパパがマッサージしてくれることで、痛みも楽になりますし、気持ち的にも大きな支えになります。

一般的には、やや強めのマッサージのほうが効果的な場合が多いのですが、ママに聞きながら、いちばん心地よい強さでやってあげてほしいと思います。

●できるだけ妊娠中から出産について学ぶ

お産のとき、ママが陣痛に耐える様子を見ていられなくなって、部屋から出てしまったり、スマホを操作したりして逃避してしまうパパも多くいます。あるいは、私たち医療者に、「かわいそうなので、どうにかしてください」と訴える人もいます。

気持ちは分かりますが、ママに必要なのは、やはりパパがしっかり声を掛け続けてくれたり、マッサージしてくれたりすることです。できるだけ妊娠期間中から、出産について学んでもらえれば、このようなことにならず、ママとともに出産を体験するというイメージづくりができるはずです。最近は、母親学級だけでなく、両親学級や父親学級を設定している産院も少なくありません。私のクリニックでも、両親学級の開催を検討しているところです。できれば妊娠8~9カ月頃には、そういった教室に参加するなどして、出産への理解を深めてもらえればよいと思います。

自然分娩にこだわり過ぎないで

私のクリニックではナチュラル出産を推奨していますが、一つ知っておいてほしいことがあります。それは、いざとなったら「赤ちゃんファースト」にするべきであり、状況次第では、自然分娩にこだわり過ぎないでほしいということです。

自然分娩を選ぶママにも、さまざまな人がいます。「よく分からないから、昔からの一般的な方法で産む」という人や、「麻酔や薬は使いたくない」という人、「自分の子どもだから、お腹を痛めるのが本来の形ではないか」と考える人などです。なかには、自然分娩に強いこだわりをもつママもいます。

こだわりをもつのは、自然分娩の良さを強く感じて認めているためともいえますが、お産の状況によっては、そのこだわりがある種のリスクになることもあります。

例えば、お産がひどく長引いて、陣痛が弱くなってしまった場合には、赤ちゃんが無事に産まれるようにするために、陣痛促進剤が必要になる場合があります。また、吸引分娩や鉗子分娩、時には緊急帝王切開が必要になるケースもあります。そういったときに、あくまでも「薬は使いたくない」「器具は使ってほしくない」などとママが希望すれば、赤ちゃんが危険にさらされることになるのです。

また、赤ちゃんがそこまでの危険にさらされてはいない場合でも、分娩のプロセスで、子宮口が全開になってから赤ちゃんが出てくるまでの分娩第2期が長くなり過ぎると、膀胱まひが起きてあとで尿漏れなどのトラブルを招きやすくなります。また、子宮筋の疲労があまりにも増すと分娩後の弛緩出血によりママの体の危険や貧血が進むことで産後の回復の遅れ、ひいては赤ちゃんのお世話が十分に行えない、などのリスクも生じます。

私たちとしても、基本的には陣痛促進剤を使わない自然分娩やナチュラル出産を第一に考えていますが、ママや赤ちゃんのことを考えて、その使用を選択する場合もあることを、ぜひあらかじめ知っておいてほしいのです。もちろん、これらの処置に踏み切る際には十分なご説明を行い、ご理解をいただいたうえで行っております。「ママの望みと医療的なリスクの見極め」こそが、少人数の医師が妊娠期間を通じて継続的に関わり分娩も見守ることができる、私のクリニックの最大の強みでありプライドでもあります。

自然分娩を希望する気持ちは分かりますが、お産は何があるか分かりません。いざとなったら臨機応変に、赤ちゃんが無事に産まれることや産後のママの健康を第一に考えてもらえればと思います。

第 4 章

ナチュラル出産で
赤ちゃん誕生の瞬間を迎えた
3 つの家族の物語

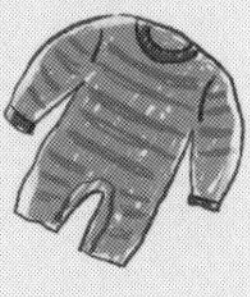

本章では、妊娠期間中に、いろいろな悩みや迷い、トラブルなどを抱えたものの、それを乗り越え、元気な赤ちゃんを産むことができた3つのケースについてご紹介します。個人的な事例ではありますが、現在、悩みや不安、トラブルなどを抱えている妊娠中のママにとって、参考になる部分も多いと思います（プライバシーに配慮して内容を調整しています）。

ケース1
最初の出産で太り過ぎた経験を踏まえて、今回は妊娠中期から徹底した体重管理で元気な赤ちゃんを出産！

31歳女性　Aさん

28歳のときに、他院で最初の出産をしたAさん。そのとき、自然分娩を希望していましたが、お産の途中で時間がかかってしまい、最後は吸引分娩になったそうです。とはいえ、第一子であるご長女は、元気に産まれてすくすく育っているので、Aさんも、特にそのことを気にすることもなく過ごしてきました。「初産だったから、時間がかかったのだろう」と思った程度でした。

　ところが、２人目の出産場所に私のクリニックを選び、妊婦健診に通い、母親学級に出るうちに、ある疑問が湧いてきました。「長女の出産時に吸引分娩になった大きな原因は、私の太り過ぎにあったのではないか」と考えるようになったのです。

　妊婦健診のときなどに、前回の出産の経過を聞くと、確かにその可能性が大でした。Ａさんの場合、妊娠前の体重は標準的でしたが、妊娠中に、「たくさん食べなくては」という思い込みがあったのに加え、もともと甘いものが好きだったことから、ご飯や間食を、かなり多くとっていたようです。しかも、妊娠期間中に、ウォーキングなどの運動は、ほとんどしていませんでした。結果的に、妊娠後期には、20kgも体重が増えてしまっていたのです。

　妊娠中の体重増加については、もともとの体格によって、目安が変わってきます。その体格の指標になるのが、ＢＭＩ（ボディマスインデックス）という数値で、その計算法は次のとおりです。

ＢＭＩ＝体重（kg）÷｛身長（m）×身長（m）｝

例えば、体重60ｇ、身長１６０㎝なら、60÷（１・６×１・６）で、ＢＭＩは23になります。ちなみに、非妊娠時であれば、ＢＭＩは18・５以上25未満が標準体重です。厚生労働省では、妊娠前の体格別に、妊娠中に増加する体重の目安を提示しています。私のクリニックではそれをもとにしながら、やや厳しめに、ＢＭＩが18〜25くらい（非妊娠時がほぼ標準体重）のママには、「妊娠中の体重はプラス10〜12㎏程度に抑えてください」と話しています。それ以上の人、つまりＢＭＩが26や30というママには、「プラス５㎏くらいに抑えてください」と伝えています。

Ａさんは、野菜や海藻、きのこなどと、肉・魚介類・卵・乳製品、大豆、大豆製品といったたんぱく源をしっかり含む食事を続けました。ご飯などの主食は少なめにし、間食は甘いものではなく、ヨーグルトやフルーツ、ナッツなどにしたのです。日常の食生活では、つい主食をたくさん食べたくなるときや、甘いものに手が伸びそうなときもありましたが、パパがほぼ同じ食事内容にして、「一緒に頑張ろう」と言ってくれたことが、乗り切る大きな力になりました。前回の妊娠時には、パパと一緒にラーメンやどんぶりご飯などをよく食べていたので、「今回はまるっきり違います。パパの健康にもいいかも」とAさんは笑っていました。

妊娠後期になると、ウォーキングにも励みました。パパの時間がとれるときには、一緒に散歩をしたり、少し遠くの気になるお店に行ったりして、気分転換にも役立てたようです。

努力のかいあって、38週の時点で、Aさんの体重はプラス約10kgにとどまっていました。「前回とは比べものにならないくらい体が軽く、体調もいい」とのことでした。その週のうちに、ウォーキングをしているときに前駆陣痛が起こり、ほどなくして陣痛が始まって私のクリニックへ来ました。陣痛開始から出産まで4時間という、経産婦としても短い時間で、元気な男の赤ちゃんが産まれました。前回は立ち会いできない産院だったので、初めてお産に立ち会ったパパは、「妊娠中から妻の頑張りを見て、一緒に頑張ってきたので、本当にうれしい」と少し涙ぐんでいました。

お産は、何が起こるか分からないものですが、妊娠期間中にやるべきことをしっかりして臨めば、スムーズに産まれる確率は間違いなく高まります。

ケース2
25週で逆子になり、頑張ってやった逆子体操でも治らなかった初産婦ママ。「外回転術」という施術で頭が下になって落ちつき、無事にナチュラル出産ができました。

26歳女性　Bさん

初めての妊娠で、順調に経過していたBさんですが、25週のときに逆子（骨盤位）になっていることが分かると心配そうな様子でした。

逆子については、妊娠の最初から逆子で、それが続く場合や、妊娠中に頭が上になったり下になったりと繰り返す場合、Bさんのように途中で逆子になる場合などさまざまなケースがあります。25週くらいで逆子になるケースは多いのですが、大部分は30週くらいまでに赤ちゃん自身が回って、頭を下にした本来の位置（頭位）に戻ります。統計では、最後まで逆子なのは3～5％とされています。

Bさんには、「自然に戻ることも多いので、今からそんなに心配しなくても大丈夫ですよ。様子を見ていきましょうね」と伝えました。もし、30週になっても逆子の状態が続いていたら、頭位に戻るのを促すための「逆子体操」を行ったり、産院によっては医師による施術を受けてもらったりする方法があります。それも併せて伝えたところ、Ｂさんは少し安心したようでした。

最後まで逆子のままであれば、自然分娩やナチュラル出産は難しく、無理に行うと危険を伴うので、帝王切開をすることになります。以後、経過を見ていったところ、Ｂさんの赤ちゃんは30週になっても逆子のままでした。そこで、私のクリニックで指導している「逆子体操」をしてもらうことにしました。

私のクリニックでは、逆子体操は30週の時点で逆子だった場合に、１週間ほどかけて実施することにしています。その間、毎日、張り止めの薬を飲んで、逆子体操をしてもらいます。張り止めを飲むのは、子宮の収縮を抑え、子宮壁をゆるめて赤ちゃんが動きやすくするとともに、体操が刺激になって、切迫早産になることがないようにするためです。代表的な逆子体操は、四つんばいになったあと、肘と胸を床につけてお尻を高くし、その状態を10～15

分ほどキープするものです。骨盤の位置を、頭より高くするのがポイントです。顔のところにクッションなどを敷くとやりやすいです。キープする時間は、最初は数分から始め、徐々に延ばしていってもかまいません。終わったら、すぐには立ち上がらないで、そのまま横になり、リラックスして数分間休みます。逆子体操は、妊娠していない人がやってもハードな体操で、腹部が圧迫される妊婦だとなおさらです。そのため、「何のためにやるのか」ということを、明確に意識してモチベーションを維持する必要があります。

Bさんにも、30週に入ってから助産師による逆子体操の指導を行いました。Bさんは毎日、張り止めを飲みながら、逆子体操を頑張ってやってくれました。あとで聞くと、「かなりきつかったけれど、逆子を治してナチュラル出産をしたい一心で頑張りました」と話していました。

1週間後、期待しながら来院したBさんを、私も期待を込めて診察したのですが、残念ながら、逆子のままでした。そこで、最後の手段として、私が手で施術をすることにしました。「外回転術」と呼ばれるもので、先進諸国のガイドラインでも推奨されている方法ですが、熟練した産科医しか行えないため、それほど広くは行われていません。

また、妊婦は「十分な羊水の量がある」「胎盤や臍帯の位置・状態が正常」「妊婦が肥満していない」「赤ちゃんが大き過ぎない」など、いくつかの条件をクリアする必要があります。幸い、Bさんはこうした条件をクリアしていました。

私のクリニックでは、これまでに外回転術で多くの逆子を治しています。基本的に、経験と技術があれば安全に行える方法ですが、なかには治らないケースもあります。また、これまでの私のクリニックでの事例にはありませんが、まれには施術中に切迫早産が促されるケースなどもあるため、事前に妊婦と家族によく説明し、同意を得てから行います。

Bさんにも話したところ、ぜひ受けたいということでしたので、32週に入る頃に実施しました（外回転術を行う時期は、産院によっても違い、もっとあとの時期に行う施設もあります）。外回転術のやり方自体はシンプルです。妊婦にはベッドにあお向けになってもらい、お腹の皮膚の上から、医師が赤ちゃんの頭と足を持って回転させます。途中で赤ちゃんが横になるので、妊婦はつっぱった感じなどを自覚しますが、それも一瞬で、施術自体はごく短時間で終わります。スムーズに行く場合は、1～2分で赤ちゃんが回って頭が下になります。少し時間がかかる場合でも、数分ほどです。

Bさんは、施術を受ける際に少し不安そうにしていましたが、「大丈夫ですよ。すぐ終わりますからリラックスしていてくださいね」と声を掛けて始めました。すると、2～3分で赤ちゃんが無事に回って、頭が下になりました。「えっ、もう終わったんですか」と、Bさんは驚いていましたが、とても喜んでいました。

外回転術が成功しても、ケースによっては、そのあとの時期にまた逆子になる場合もあります。しかし、Bさんの場合は、幸いそんなこともなく、頭位のままで落ちついて妊娠10カ月目を迎えました。

39週で陣痛が来て、無事にナチュラル出産で元気な女の子を出産しました。

ケース３
出血や感染症、お腹の張りや大きさなど、次々に不安に襲われたけれど、心療内科でのサポートも受けて気持ちをコントロールし、元気な赤ちゃんを出産！

33歳女性　Ｃさん

妊娠・出産は、特に初産婦にとっては、当然ですが何もかもが初めての経験で、しかも心身が激しく変化するので、次々に不安や心配に襲われることが少なくありません。Ｃさんのケースが、まさにそうでした。

もともと不安感が強かったＣさんは、初期に微量の出血をしたときには、「流産するのではないか」と、たいへん心配していました。出血はよくあることで、流産にはつながらないことを話して安心してもらいました。

その後、20週頃になると、今度はトキソプラズマについての不安が、Ｃさんの頭から離れなくなりました。トキソプラズマは寄生虫の一種で、加熱不十分な肉類を食べたり、猫の排泄物に触れたり、土いじりのあとの手洗いが不十分だったりすることから感染する場合があります。トキソプラズマに感染した場合、ママ自身は無症状か発熱程度の症状がほとんどですが、妊娠初期に胎盤を通じて赤ちゃんに感染すると、目や脳、肝臓などに障害が起こる「先天性トキソプラズマ症」になることがあります。

Cさんは、妊娠20週頃に庭の土いじりをしたあと、つわりが起きて吐いたとのことでした。そのままの手で水をすくい、口をゆすいでしまったので、トキソプラズマへの感染が心配になってしまったようです。診察時にその話をされ、「トキソプラズマは大丈夫でしょうか」とたいへん気にしていました。

万一、トキソプラズマに感染したとしても、赤ちゃんに先天性トキソプラズマ症が起こるのは、妊娠初期の段階です。なので、時期的なことからも「大丈夫ですよ」と話しましたが、どうしても気になるようでした。トキソプラズマの検査を希望するので、一応、妊娠中期に検査しても意味がないことを話しましたが、結局、納得してもらうために検査を行いました。結果が陰性だったので、Cさんはとても安心したようです。

その後、30週くらいからは、「時々お腹が張るので、切迫早産ではないか」

と心配していました。妊娠後期になると、出産の準備として、時々お腹が張るのは正常なことです。ただ、1時間に5回以上など、頻繁に張って規則的になってくると、切迫早産も考えられるので、産院への連絡や受診が必要です。Cさんの場合は、それほど回数が多くなく、正常な範囲でした。そのことを、よく話して納得してもらいました。

その後、自分のお腹が「妊娠週数の割には小さいのではないか」という不安を感じるようになり、「私の赤ちゃんはちゃんと育っているでしょうか」と、しきりに尋ねるようになりました。超音波、そのほかの検査で、異常は見られなかったので、「大丈夫。ちゃんと順調に育っていますよ」と話しました。Cさんに限らず、妊娠中、インターネットなどから中途半端に情報を仕入れることで、不安を募らせる例は少なくありません。心配なことがあったら、産院で医師や看護師、助産師に尋ねて、正確な知識や情報をもつようにしてもらいたいと思います。

Cさんの場合、不安や心配ごとがあれば、私のクリニックで尋ねてくれましたし、こちらが答え、対応すれば信頼してくれたので、その点は幸いでしたが、不安感が強かったので、妊娠9カ月に入る頃から、心療内科に通ってカウンセリングを受けることをすすめ、クリニックを紹介することにしました。パパは協力的で、Cさんの不安も理解し、心療内科への通院にも賛成してくれたのですが、Cさんのお母さんが、最初は心療内科にかかることについてやや難色を示しました。「この子は病気じゃないので、そんな病院に行かせる必要はないでしょう」と言い出し、Cさんもお母さんを気にして受診を決断できないようでした。

しかし、パパの協力もあってお母さんを説得し、Cさんは紹介した心療内科に行き始めました。薬は使わずに、カウンセリングで気持ちを聞いてもらったり、考え方を変える指導を受けたりして、次第に落ちついて不安感も少なくなっていったようです。

35～36週にはかなり落ちつき、診察時に笑顔も見えるようになってきました。40週を少し過ぎてから、陣痛が始まり、パパと一緒に来院しました。無事にナチュラル出産で元気な女の子が誕生し、ご夫婦ともに少し涙ぐみながら喜んでいたのが印象的でした。

Ｃさんの場合、最後は心療内科のサポートも受けて不安感をコントロールしましたが、その軽い症状は、妊娠中、多くのママに見られます。不安なことは、ご自分で抱え込まずに、産院に相談に行くことが大切です。また、そのようなときに、気兼ねなく相談できる産院、しっかりサポートしてくれる産院を選ぶことも大切です。

第 5 章

妊娠・出産は子育てのスタートライン
産婦人科は妊娠から産後まで
最も頼れるサポーター

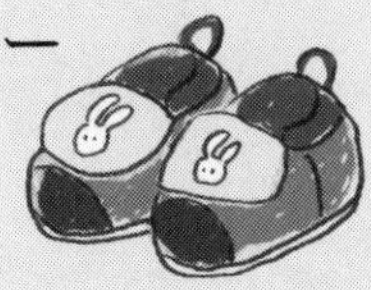

幸せなスタートになる出産を全力でサポートしたい

現在は、さまざまなスタイルの産院がありますが、私たちが目指しているのは、「温かい産院」づくりです。出産はゴールではなく、新しい家族の一員としての赤ちゃんを迎え入れてのスタートですから、それが楽しい幸せなスタートになるように、全力でサポートしたいと考えています。

「お産はつらい」「自然分娩は痛い」というイメージが、特に最近は広まっているような気もしますが、本来、お産は決してつらいものではなく、夢のある楽しいイベントです。

ただ、そうなるためには、日々のちょっとした努力や心掛けが必要になります。体調を見ながら、自分の体や環境なりを整えていただければ、最後には幸せな状況が自然に産まれ、楽しいイベントになるはずです。その積み重ねが、出産のときにはものをいいます。妊娠期間中に、自分なりに準備を整えてきたママは、多くの場合、順調に出産でき、産後には大きな達成感が得られます。

もちろん出産には個人差が大きく、それぞれの出産にドラマがあります。どんな形の出産も、赤ちゃんを迎えての新しい家族のスタートであることには変わりありません。ただ、これからどんな出産のスタイルを選ぼうかと考えておられる妊婦や家族には、ナチュラル出産という自然な形のお産、妊婦や家族が主役になれるお産を、ぜひ選択肢の候補に入れてもらえればと思います。

分娩が始まる前の準備段階が重要

私が、妊婦や院のスタッフにいつも話しているのは、至ってシンプルなことです。結局は、通る道が狭ければきついわけですし、通ってくる赤ちゃんが大きければやはりきつくなります。さらに、押し出す力が弱ければ時間がかかります。できるだけそうならないように、体の条件づくりをしてもらえるよう、妊婦には話しています。

もちろん産科に携わる専門家が、知識としてのそれを忘れるわけはないのですが、このシンプルな原則をさておいて、例えば「太り過ぎてしまった妊婦の出産が長引いたら、陣痛促進をすればよい」というような方向性に、医学の進歩が使われているように感じます。

私のクリニックでも必要に応じて陣痛促進は行います。自然分娩にこだわって、陣痛促進剤は使いたくないという産婦に対しても、必要と判断されるときには、懸命に説得したうえで使います。しかし、最初から、肥満や運動不足などの悪条件があっても、「陣痛促進という方法があるから、まあいいでしょう」というようなスタンスはとっていません。主役である妊産婦、サポートする家族に、条件が許す限りは、主体的にナチュラル出産に取り組んでもらいたいと思っています。

お産は、楽にしたければしたいほど、分娩が始まる前の準備段階が重要で、それさえ整っていれば本当に楽です。パズルのピースが合うように、産道の状態、赤ちゃんの状態と動き、ママの子宮収縮が、絶妙な協同作業を繰り広げ、順調にお産が進みます。そのように、分娩状況をしっかり整えてから陣痛を待つのが、非常にいい楽なお産ができるコツだと思っています。

昔、妊婦は薪割りをしたり、畑を耕したりしたほうが安産になるといわれていました。それは、現在の常識に照らしても正しいといえます。こうした運動をして体を動かすことで、筋力がつくとともに、子宮口が開くのが促され、楽なお産になりやすいからです。

産院に何を求めるのか

近頃では、高級ホテルさながらの部屋で、高級レストランのように豪華な食事を出す産院も増えているようです。少子化時代を背景に、産婦にアピールするための一つの策ということかもしれません。

産科の場合、病気で入院するのではないため、せっかく泊まるのならと、ホテルのような産院を選びたくなるということもあるかと思います。それもお産を楽しむ一つのスタイルといえるでしょう。

しかし、「自分は産院に何を求めたいのか」をはっきり考えないまま、「すてきな部屋」「おいしそうな料理」に惹かれているのだとしたら、一度改めて「自分が産院に求めるもの」を考えてみてもいいかもしれません。ひとたび何かが起きたときには、赤ちゃんにもママにも大きなリスクが生じかねないのがお産なのです。万一のときに、どれくらい安全性の高い医療を提供してもらえるか、その産院の実績などの情報を集め、よく検討したうえで選ぶとよいと思います。

さらに、自分たちで前向きに取り組むナチュラル出産をしたいのか、できるだけ安全な無痛分娩をしたいのか、高度な医療技術が備わっているところで産みたいのかによっても、産院の選び方は変わってきます。

出産は人生の一大イベントです。よりよい形で新しい家族を迎えるためにも、産院は思いつきや気分ではなく、ご自分の求めるものに合っているかどうかを、よく検討して選びたいものです。

医師と患者の関係性の変化

最近、インターネットが普及してきた影響もあってか、産科に限らず、医療者と患者との関係性が大きく変わってきたという印象があります。30年くらい前までは、医療機関といえば権威的だったように思います。

今は、誰でも膨大な情報に、自由にアクセスできる時代になり、医療機関や医師に頼りきりという患者は少なくなりました。その結果、セカンドオピニオンをとる動きが活発になっています。それ自体は、たいへんいいことなのですが、今度はその針が逆側に振れ過ぎて、強い医療不信を抱く人が増えているようです。「医師や医療機関の言うことは信じてはいけない」というようなインターネットの記事や一般向けの書物も目にします。

昔のような権威的な医療機関のあり方は、決して良くないとは思いますが、ごく一部に信頼できない医師や医療機関があったとしても、大部分の医師や医療機関は、患者のためにという崇高な気持ちで仕事をしています。また、医療のプロであるという経験や知識、スキルに裏打ちされたプライドをもって働いています。

今、産院が果たすべき役割は、大きく変わってきています。多くの情報に囲まれながら、精神的には孤立しがちな妊婦の不安や悩みに寄り添い、地域のコミュニティの役目まで果たせるような産院でありたいと思っています。ママや家族には、気軽に意見や希望を述べてもらう方法で、私たち妊娠・出産のプロを、ぜひ信頼してほしいと願います。患者や妊婦たちには、もちろん無条件に従うのではなく、かといって頭から疑うのでもなく、きちんと向き合って私たちの話を聞いてもらえたらと思っています。

こんな時代だからこそ、昔の医療者と患者の関係にあった、信頼関係という1点だけは、変わらずにもち続けたいと思います。今後は、そのための情報発信もしていきたいと考えているところです。

産院選び――ここは忘れずにチェック！

産院選びのときの具体的なチェックポイントとしては、「医師の数」「助産師の数」「これまで取り扱ってきたお産の数」などがあります。医師や助産師の数は、多ければよいというものではありませんが、妊娠・出産では突発的なこともあり得るので、複数体制の施設のほうが安心な面があるはずです。もちろん、その「中身」も重要です。これまで扱ってきたお産の数を知ることで、ある程度の実績をつかむことができると思います。

また、お産についての希望や気掛かりがある場合にも、直接連絡して、「このようなスタイルで分娩したいのですが……」「こんな点が気になっているのですが……」などと相談してみるのも良い方法です。その場合、実際にどういう経緯になるのかなど、大まかにでも聞くことができれば、具体的にイメージすることができるはずです。あるいは、1回受診して、お産の進め方の方針などを詳しく聞いてから産院を決めてもいいと思います。

ほかにも、次のような点をチェックして、産院選びの参考にするとよいです。

・家からの距離、行きやすさ
・費用（分娩費用、入院費用）
・入院時は個室かどうか。母子同室か
・分娩方法の種類、どこまで希望を聞いてもらえるか
・パートナーや家族の立ち会いが可能か
・医療機関で行っている教室やセミナーなどがあるか、どんな内容か（母親学級、両親学級、マタニティビクス、母乳教室など）
・医師だけでなく、看護師、助産婦にも気軽に相談できるか
・産後のケアをどこまでしてもらえるか
・入院時の食事の内容や評判
・先生や看護師、助産婦の雰囲気や人柄などについての評判
・患者の声にしっかりと耳を傾けて、十分説明してくれるか
・大きなトラブルが起きたときに、すばやく対応してもらえるか（提携して

いる大学病院への搬送など）

また、医療施設そのものの雰囲気も大切です。妊娠期間中から何度も通うところですから、できれば混雑した慌ただしい雰囲気のところではなく、ゆったりしてリラックスできる空間が望ましいです。

ナチュラル出産は患者と産科スタッフの絆も深める

ナチュラル出産は家族の絆を深めるのに加えて、ママや家族と、産科スタッフの絆も深めるものだと私は考えています。産科スタッフも一緒になって、親身にアドバイスをしたり、指導をしたり、時には生活習慣の改善のために、言いにくいことも伝えたりしながら、つくり上げていくのがナチュラル出産だからです。

仮に、顧客を迎えるホテルのような医療機関でよいのであれば、ママの求めることを聞き入れていくだけで成り立ちます。しかし、ナチュラル出産というい形のお産を実現するには、私たちとしても、必要なことは逃げずに伝えなければならないのです。真剣にお話しして、真意が分かってもらえるとホッとします。そして、しっかりと体重コントロールや運動をしてもらうことで、見事にスムーズなナチュラル出産ができ、元気いっぱいの赤ちゃんが産まれたときには、私たちも感動します。ナチュラル出産は、受け身でなくバースプランを設定し、前向きに取り組む出産ですが、それは私たち産科スタッフにとっても同じなのです。ママやパパ、家族に寄り添いながらも、伝えるべきことは伝え、指導やアドバイスをしていかなければ、本当にナチュラル出産は実現できないからです。

クリニックを開いて今年で20年目ですが、こうした私たちの気持ちがジワジワと浸透してきて、長くお付き合いしてくれる妊産婦や患者が増えているのはありがたい限りです。

ずっとお付き合いできる産院を

産院は妊娠中の健診と出産だけをするところだと、多くの人は思っているかもしれません。しかし、出産したら終わりではなく、そこから先も長くお付き合いしていければ、それが理想的だと私は考え、実際にそういう産院を目指しています。

赤ちゃんが産まれるとき、ほとんどの場合は分娩施設で出産します。ママと赤ちゃんのことがよく分かっているその施設で、以後も適切なアドバイスや医療サービスを受け、必要に応じてほかの医療機関への紹介なども行っていければ、たいへん合理的だと思います。例えば、赤ちゃんを産んだ産院の婦人科で、子宮がん検診や更年期の症状の治療なども行い、女性の一生をずっとその産院が診ていくという形です。

幸い私のクリニックでは、産婦人科、小児科、内科を標榜しており、子どもも診療しているので、家族そろって長く付き合ってもらっている患者も多くいます。

最近、赤ちゃんを何人も産むママが増えてきて、4人目とか6人目の出産という人がいるのですが、うれしいことに、その兄弟姉妹は全員、私のクリニックで産まれた子どもたちです。満足できるお産ができたからこそ「次の子も……」と次々に私のクリニックを選んでくれたのだろうと思うと、たいへん励みになり、ここまでの取り組みが間違っていなかったのだという自信にもつながっています。そんなこともあって、私が理想とする「長くお付き合いできる産院づくり」に、少しは近づけているのかなと感じています。

本書を読んだママやパパが、信頼できる産院・スタッフと出会い、幸せなナチュラル出産ができることを願っています。

おわりに

「妊婦が主役の自然な出産をサポートする」

自分たちの役割は、常にそこにあると私は思っています。

できるだけ医療者が手を加えない自然な出産ほど、安全だからです。しかも、無事に赤ちゃんを出産したママには達成感が得られ、それが子育てへの自信や、家族でいろいろなことを乗り切っていく力にまでつながると思うからです。

もちろん、お産では何が起こるか分かりませんから、必要となれば医療が介入するのは当然です。私のクリニックでも、それが適切かつ迅速に行えるような体制を整えています。

しかし、幸いにして自然な出産が可能な状況ならば、できるだけ多くの妊婦に、それを選んでいただきたいと思うのです。

「妊婦が主役」というのは、妊娠・出産を主体的・能動的にとらえて、自ら動いていただくという意味でもあります。

単に自然にまかせて出産するという意味ではなく、ベストのお産を目指して、妊娠期間中にできることをし、お産をつくり上げていくという感覚です。そういうお産を、本書では「ナチュラル出産」と呼び、実現するために知っておいていただきたいことをまとめました。そこには、当然、パパやそのほかの家族のサポートも必要で、ママにとっての大きな力になります。

私のクリニックで、早くから立ち会い出産を導入してきたのも、妊婦が安心してお産に臨むために必要だと考えたからです。妊娠中に、パパも一緒に妊娠・出産について学んでいただくための「両親教室」の実施も計画しています。妊婦と家族、医師やスタッフの全員がお産の現状を理解し、分かり合いながら一緒に進めていくということも、ナチュラル出産の重要な要素です。それを推奨する医療側には、当然、ソフトだけでなくハード面での対応も求められます。

私のクリニックでは、妊産婦によりリラックスしていただける空間になるようにとの思いを込めて、2019年に全面的な建て替えを行いました。ゆったりした空間で妊婦健診などを受けていただき、また、出産時に入院する個室には木の素材を多用するなど、居心地の良さを重視したクリニックづくりを目指しました。同時に、地域のクリニックではありますが、病院レベルの高度な医療体制を整え、安心・安全なお産ができるように、ソフト・ハードの両面を、いっそう充実させています。昔ながらの身近でホッとできる産院でありつつ、現在、できる限りの高度な医療を提供したいというのが、開院以来の変わらない私の思いです。

もう一つ、開院当初から私が目指してきたのが「ゆりかごから墓場まで」の医療や健康アドバイスができること。つまり患者から見て、「一生、お付き合いできるクリニック」になることです。

産科は私のクリニックの主軸となる診療科ですが、良いお産はそのときだけのものではなく、妊娠中から、さらにはそれ以前の女性の健康状態も重要です。また、産後の体の管理も大切ですし、産まれた赤ちゃんも同じ医療機関で診て、成長を見守っていけたら理想的です。出産の前も後も、長くお付き合いしていくことで、患者にとっても医療側にとっても大きな安心感が得られ、よりよい医療が提供できるでしょう。

そんなクリニックを目指して、私のクリニックでは、産婦人科に加えて小児科・内科も設置しています。おかげさまで、親子2世代で長くお付き合いする患者も増えてきました。

4人や6人など、多くのお子さんの出産をされる際、すべて私のクリニックを選ぶ妊産婦もおられ、そのお子さんたちも私のクリニックで診ています。私の理想に、着実に近づけているようでうれしい限りです。

もちろん主軸である産科の体制も、妊婦の頑張りをしっかりサポートできるように、ますます充実させています。

コロナ禍をきっかけに、感染症などの不安を感じなくてすむよう、各診療科の患者の動線が分かれるように工夫し、産科は小児科や内科と少し離れた場所に設置しています。さまざまな事情で、お産当日にクリニックに来られないパートナーともオンラインでつないでいます。産婦の両親・兄弟姉妹も対象として直接の立ち会いは2人まで、そのほかにも希望される方にはスマホによるオンライン立ち会いも行っています。

ナチュラル出産では、妊婦自身が前向きに体重コントロールや運動をすることが、たいへん重要です。私たちも、その頑張りを全力で支えなければと思っています。不安や心配なことがあるときには、24時間、電話で相談できる体制も整えています。

妊婦、家族、医療スタッフの全員が、正しい理解のもとに前向きに取り組んで実現したナチュラル出産では、本当にスムーズにお産が進みます。自然分娩ですから、どうしても痛みはありますが、産道の状態とママが押し出す力と赤ちゃんの動きがピタリと合うことで、抵抗が少なくなり、楽に短時間で分娩できるのです。さまざまな工夫で痛みをやわらげながら、そのスムーズなお産ができれば、痛みは最小限に抑えられ、産後の回復も早くなります。

このようにすべてがうまく嚙み合ったナチュラル出産は、産科医として、何度経験しても感動します。自然のしくみのすばらしさや崇高さを感じます。その感動を、できる限り多くの妊産婦と家族に味わっていただけたらと願っています。

横川智之（よこかわ・ともゆき）

1974年順天堂大学医学部を卒業し、同大学の産婦人科に入局。その後、東京慈恵会医科大学産婦人科再入局を経て金町中央病院にて産婦人科を新規開設し、産科医としてのキャリアを積む。2003年医療法人社団こひつじ会横川レディースクリニックを開設。閉鎖する産婦人科･内科クリニックを建物ごと引き継いだため、設備も整っていた。地域住民の利便性を考え産婦人科のみにせず、小児科・内科を併設。そして2008年医療法人社団こひつじ会横川レディースクリニックの建物全体をリニューアルし、現在は分娩施設としての差別化を行い、産婦人科を軸とした医院経営を目指している。

本書についての
ご意見・ご感想はコチラ

最高のナチュラル出産

2023年6月29日　第1刷発行

著　者　　横川智之
発行人　　久保田貴幸

発行元　　株式会社 幻冬舎メディアコンサルティング
〒151-0051　東京都渋谷区千駄ヶ谷4-9-7
電話　03-5411-6440（編集）

発売元　　株式会社 幻冬舎
〒151-0051　東京都渋谷区千駄ヶ谷4-9-7
電話　03-5411-6222（営業）

印刷・製本　中央精版印刷株式会社
装　丁　　野口 萌
装　画　　大石いずみ

検印廃止

Printed in Japan
ISBN 978-4-344-94688-0 C0077
幻冬舎メディアコンサルティングＨＰ
https://www.gentosha-mc.com/